中国医学临床百家

周清　陈剑／著

眼肌型重症肌无力

周　清 2022 观点

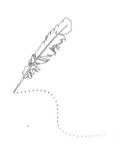

科学技术文献出版社
SCIENTIFIC AND TECHNICAL DOCUMENTATION PRESS

·北京·

图书在版编目（CIP）数据

眼肌型重症肌无力周清 2022 观点/周清，陈剑著. —北京：科学技术文献出版社，2021.12

ISBN 978-7-5189-8434-3

Ⅰ.①眼… Ⅱ.①周… ②陈… Ⅲ.①眼肌疾病—重症肌无力—诊疗 Ⅳ.① R777.4

中国版本图书馆 CIP 数据核字（2021）第 199126 号

眼肌型重症肌无力周清 2022 观点

策划编辑：蔡 霞　　责任编辑：蔡 霞　　责任校对：文 浩　　责任出版：张志平

出 版 者	科学技术文献出版社
地 址	北京市复兴路 15 号　邮编 100038
编 务 部	（010）58882938，58882087（传真）
发 行 部	（010）58882868，58882870（传真）
邮 购 部	（010）58882873
官 方 网 址	www.stdp.com.cn
发 行 者	科学技术文献出版社发行　全国各地新华书店经销
印 刷 者	北京虎彩文化传播有限公司
版 次	2021 年 12 月第 1 版　2021 年 12 月第 1 次印刷
开 本	710×1000　1/16
字 数	60 千
印 张	7.25　彩插 8 面
书 号	ISBN 978-7-5189-8434-3
定 价	88.00 元

《中国医学临床百家》 总序

Preface

韩启德

　　欧洲文艺复兴后，以维萨利发表《人体构造》为标志，现代医学不断发展，特别是从 19 世纪末开始，随着科学技术成果大量应用于医学，现代医学发展日新月异，发生了根本性的变化。

　　在过去的一个世纪里，我国现代化进程加快，现代医学也急起直追。但由于启程晚，经济社会发展落后，在相当长的时期里，我国的现代医学远远落后于发达国家。记得 20 世纪 50 年代，我虽然生活在上海这个最发达的城市里，但是母亲做子宫切除术还要到全市最高级的医院才能完成；我患猩红热继发严重风湿性心包炎，只在最严重昏迷时用过一点青霉素。20 世纪 60—70 年代，我从上海第一医学院毕业后到陕西农村基层工作，在很多时候还只能靠"一根针，一把草"治病。但是改革开放仅仅 30 多年，我国现代医学的发展水平已经接近发达国家。可以说，世界上所有先进的诊疗方法，中国的医生都能做，有的还做得更好。更为可喜的是，近年来我国医学界开始取得越来越多的原创性成果，在某些点上已经处于世界领先地位。中国医生已经不再盲从发达国家的疾病诊疗指南，而能根据我们自己的经验和发现，根据我国自己的实际情况制定临床标准和规范。我们越来越有自己的东西了。

要把我们"自己的东西"扩展开来，要获得越来越多"自己的东西"，就必须加强学术交流。我们一直非常重视与国外的学术交流，第一时间掌握国外学术动向，越来越多地参与国际学术会议，有了"自己的东西"也总是要在国外著名刊物去发表。但与此同时，我们更需要重视国内的学术交流，第一时间把自己的创新成果和可贵的经验传播给国内同行，不仅为加强学术互动，促进学术发展，更为学术成果的推广和应用，推动我国医学事业发展。

我国医学发展很不平衡，经济发达地区与落后地区之间差别巨大，先进医疗技术往往只有在大城市、大医院才能开展。在这种情况下，更需要采取有效方式，把现代医学的最新进展以及我国自己的研究成果和先进经验广泛传播开去。

基于以上考虑，科学技术文献出版社精心策划出版《中国医学临床百家》丛书。每本书涵盖一种或一类疾病，由该疾病领域领军专家撰写，重点介绍学术发展历史和最新研究进展，并提供具体临床实践指导。临床疾病上千种，丛书拟以每年百种以上规模持续出版，高时效性地整体展示我国临床研究和实践的最高水平，不能不说是一个重大和艰难的任务。

我浏览了丛书中已经完稿的几本书，感觉都写得很好，既全面阐述了有关疾病的基本知识及其来龙去脉，又介绍了疾病的最新进展，包括笔者本人及其团队的创新性观点和临床经验，学风严谨，内容深入浅出。相信每一本都保持这样质量的书定会受到医学界的欢迎，成为我国又一项成功的优秀出版工程。

《中国医学临床百家》丛书出版工程的启动，是我国现代医学百年进步的标志，也必将对我国临床医学发展起到积极的推动作用。衷心希望《中国医学临床百家》丛书的出版取得圆满成功！

是为序。

2016 年作于北京

作者简介
Author introduction

周清

教授，主任医师，博士研究生导师。

暨南大学第一临床医学院眼科教研室主任、暨南大学附属第一医院眼科常务副主任。中华医学会眼科学分会第十一届委员会青年委员、中国医师协会眼科医师分会第五届委员会眼肿瘤专业委员会委员、广东省医师协会眼科医师分会第四届委员会视光与斜弱视专业组副组长、广东省女医师协会眼科专家委员会副主任委员。担任《中华眼视光与视觉科学杂志》通讯编委，《新医学》《器官移植》《广东医学》等杂志编委，国家自然科学基金委同行评议专家。

从事眼科工作 20 余年，擅长斜视矫正术、准分子激光近视矫正术、白内障超声乳化术、眼肿瘤及眼整形手术等。2020年荣获"羊城好医生"称号、2018 年荣获"广东医院最强科室之实力中青年医生"称号。

科研方面业绩突出，主持国家自然科学基金 2 项；省级、市级和校级科研基金项目 10 余项。主要研究方向为组织工程角膜、结膜及眼表重建。在国内外期刊上发表论文近百篇，参编专著 6 部。2003 年和 2005 年作为主要参与者获广东省科技进步奖二等奖 2 项。2004 年获全国视光学专题学术研讨会优秀论文奖。2009 年获广东省医学会颁发的广东省眼科女医师杰出贡献奖。2014 年获广东省眼科年会优秀论文奖。

陈剑

教授，主任医师，医学博士，博士研究生导师。现任暨南大学基础医学与公共卫生学院党委书记。

从事医教研管工作 30 余年。在国内较早开展角膜缘移植及羊膜移植研究。先后担任中华医学会第六届眼科学分会角膜病学组成员、全国眼表病研究组成员、眼库协作组成员；中华医学会眼科学分会全国委员；中国医师协会眼科学分会全国委员；中国医学装备协会眼科分会全国委员；广东省眼科学会副主任委员；广东省医师协会眼科副主任委员；广东省医师协会人文医学工作委员会副主任委员；《眼科新进展》《中国实用眼科杂志》《眼科研究》《中华眼科科学杂志》等编委职务。

主持完成的"眼部碱烧伤病理机制及其治疗的系列研究""眼表病眼表重建的基础与临床系列研究"先后荣获广东省科学技术奖二等奖。近年来主持和主要参与了 10 余项国家、广东省、广州市科研课题。参编《角膜病的基础与临床》《眼表病的基础与临床》《中西医结合角膜病学》《实用眼表病学》《老年医学（常见老年眼病)》等学术著作、规划教材。在国内外发表专业学术论文 100 余篇。被评为"岭南名医""中国影响力医生"等。

前 言
Foreword

　　重症肌无力（myasthenia gravis，MG）是一种慢性自身免疫性疾病，其特征是疾病产生的自身抗体累及神经肌肉接头，使神经肌肉传导信号发生障碍而导致肌无力。MG患者所产生的抗体包括乙酰胆碱受体抗体、肌肉特异性酪氨酸激酶受体抗体和低密度脂蛋白受体相关蛋白4抗体等。重症肌无力的典型症状是波动性肌肉疲劳。上睑下垂或斜视和复视通常是MG的首发症状，可发展到全身，影响其他肌肉群（包括呼吸肌），导致生命垂危。MG可急性或亚急性发作（多见），症状呈波动性，可出现复发和缓解。眼肌型重症肌无力（ocular myasthenia gravis，OMG）是MG中仅累及眼外肌、提上睑肌和眼轮匝肌的一种类型，约占所有MG患者的一半。OMG的早期症状与其他疾病相似，常被误诊为甲状腺相关眼病、动眼神经麻痹或运动神经元病，不及时诊治会严重影响患者的生活质量甚至致残。

　　眼肌型重症肌无力的诊断主要根据患者的临床表现，患者常因出现明显的上睑下垂或复视影响正常生活才就医，容易被漏诊和误诊。治疗眼肌型重症肌无力的主要目的是缓解眼部症状和延缓或阻止 OMG 进展为全身型重症肌无力（generalized myasthenia gravis，GMG）。早期正确诊断和治疗 OMG 是提高患者生活质量和降低 OMG 转化率的关键。

目前，对于眼肌型重症肌无力的诊断和治疗有了一定进展，但有些问题仍然存在争议。因此，诊断和治疗眼肌型重症肌无力是一项巨大的挑战。本书主要从流行病学、病因与诱因、发病机制、临床特征、辅助检查、诊断与鉴别诊断及治疗等方面入手，介绍眼肌型重症肌无力的相关进展，可作为临床上指导诊断、治疗和改善预后的参考书。

最后衷心感谢我的硕士研究生杨媛婷医生在查阅文献和初稿撰写的过程中付出的大量时间和精力！同时，对科学技术文献出版社的编辑表示最诚挚的感谢！

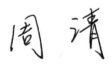

目　录
Contents

眼肌型重症肌无力典型病例分析 / 065

眼肌型重症肌无力疑难病例分析 / 077

参考文献 / 087

出版者后记 / 097

眼肌型重症肌无力的概述及流行病学

1. 眼肌型重症肌无力因症状波动性易漏诊误诊

重症肌无力是以肌肉波动性及易疲劳为特征的，由抗体介导的、细胞因子依赖的和补体参与的自身免疫性疾病，主要累及突触后膜神经肌肉接头（neuromuscular junction，NMJ）。这些自身抗体包括乙酰胆碱受体抗体（acetylcholine receptors antibody，AChR-Ab）、肌肉特异性酪氨酸激酶受体抗体（muscle-specific tyrosine kinase antibody，MuSK-Ab）和低密度脂蛋白受体相关蛋白4抗体（low-density lipoprotein receptor-related protein 4 antibody，LRP4-Ab）等，通过一系列不同的致病机制，改变组织架构和AChR的密度或功能，阻碍神经肌肉传导，从而导致肌无力症状。眼肌型重症肌无力是MG的一种类型，出现上睑下垂或斜视和复视，仅累及眼外肌、提上睑肌和眼轮匝肌。而全身型重症肌无力除了眼肌无力外，还累及延髓肌、四肢、呼吸肌等骨骼肌，严重时危及生命。OMG 的典型症状为上睑下垂和复视，是超过三分之二的 MG 患者的最初主诉，约占所有 MG 患者的 51%。OMG 因其症状的波动性常被漏诊和误诊，往往因延误治疗而导致严重的双眼视觉障碍，随着疾病进展对生活质量造成严重危害。

2. 眼肌型重症肌无力约占重症肌无力的一半

2019 年发表的一篇研究表明，MG 的年总发病率为 2.2/10 万，OMG 的年发病率为 1.13/10 万，51% 的 MG 患者表现为单纯性眼部受累。有研究发现与西方人群相比，亚洲人群中的 OMG 患者向 GMG 的转化率较低，为 7.7%～29%。而西方人群 OMG 患者转化率为 50%～80%。这可能与不同的遗传背景相关，也可能存在其他原因，包括漏诊和（或）免疫抑制的使用。我国 MG 发病率约为 0.68/10 万，女性发病率稍高。OMG 的年龄和性别分布模式与 GMG 相似，女性在 30 岁和 60 岁呈现发病双峰，男性在 70 岁左右达到单峰分布。中国 MG 患者中儿童及青少年患病率高达 50%，构成第 3 个发病高峰；青少年 MG 以眼肌型为主，很少向全身型转化。最新流行病学调查显示，我国 70～74 岁年龄组为高发人群。研究发现，诊断为 OMG 的非白种人患者比白种人患者小 20 岁左右。

眼肌型重症肌无力的眼外肌特点

3. 眼外肌具有的内在特性增加了眼外肌神经肌肉传导障碍的风险

眼外肌不像其他骨骼肌，它表达了胚胎型 AChR 亚型和成年型 AChR 亚型，这表明也许抗原靶点只在眼部神经肌肉接头表达才能解释自身免疫攻击造成的单纯性眼部肌肉损伤。自身抗体靶向胚胎型受体似乎不能解释差异性损伤。更有可能的解释是眼外肌具有的内在特性增加了眼外肌神经肌肉传导障碍的风险：①眼外肌突触折叠较少，AChR 密度低，导致较低的终板电位，从而降低神经肌肉传导的安全系数。②极高的运动神经元刺激频率也可能使眼外肌突触更易发生神经肌肉传导障碍。③20% 以上的眼外肌纤维具有支持强直性肌肉收缩而不是抽搐性肌肉收缩的神经肌肉接头。强直纤维的收缩力高度依赖于终板电位的振幅，是因为 AChR 的损失引起的终板电位振幅的降低会使收缩力减弱。④内源性补体调节因子可保护神经肌肉接头处突触后表面免受补体介导损伤，与其他肌肉的神经肌肉接头相比，这些调节因子在眼外肌的神经肌肉接头处表达水平较低，使眼外肌处的神经肌肉接头更有可能发生补体介导的 MG 损伤。

非眼部肌肉研究显示不管致病抗体是哪种亚型，肌纤维的实质性结构改变都会导致功能性去神经支配，主要是Ⅱ型纤维萎缩。在 AChR-Ab 阳性的 MG 和 MuSK-Ab 阳性的 MG 中均有不同程度的线粒体应激和损伤。Ⅱ型纤维的线粒体含量比Ⅰ型纤维线粒体少，这可能解释Ⅱ型纤维对线粒体应激效应的敏感性增加。与肢体肌肉相比，眼外肌表现出相似的病理特征，但更为严重，然而目前现有的少数报告是基于严重眼肌无力的眼外肌肌肉活检和轻度肌无力的肢体肌肉活检。眼外肌的病理特征并非是 OMG 所特有，其他原因导致的眼外肌麻痹也可存在这种病理情况。慢性神经源性肌无力（如脊髓性肌萎缩）患者的肢体肌肉活检显示类似的光镜和线粒体退行性改变，这表明至少肌无力活检中观察到的一些特征是非特异性的，与去神经和收缩性差相关。

4. 眼外肌独特的代谢特性如神经刺激的高频性和能量的高需求

在 AChR-Ab 阳性的实验性自身免疫性重症肌无力动物模型

中，眼外肌和肢体肌肉的转录最大不同点是代谢相关的基因通路，尤其是向氧化代谢的转变。眼外肌独特的代谢特性如神经刺激的高频性和能量的高需求，使得眼外肌可能特别易受到"MG 诱导"的氧化代谢和增加肌肉蛋白水解的影响，从而减少肌肉力量的生成。肌肉力量生成不足会进一步影响线粒体的产生，进而导致肌肉萎缩。

5. 眼外肌对肉毒杆菌毒素和某些生长因子的反应也不同于肢体骨骼肌

眼外肌对肉毒杆菌毒素和某些生长因子的反应也不同于肢体骨骼肌。例如，用肉毒杆菌素进行突触前"去神经支配"的小鸡胚胎出现严重肢体肌肉萎缩和几乎完全的脂肪替代，然而注射了肉毒杆菌毒素的眼外肌虽然有短暂性麻痹，但不会出现肌肉萎缩，这一现象可以解释眼外肌卫星细胞的持续激活和重构的潜力。然而，在小鼠眼外肌单次注射特定的肌肉生长因子（BMP4、TGFB1、Wnt3A），7 天后检测时发现肌肉力量和肌纤维直径明显减少。来自动物模型和体外 C2C12 肌管周期拉伸实验的多项结果表明，阻止肌肉/肌管产生 ≥48 h 的力（和持续拉伸相比），会导致下游转录信号的改变和肌纤维萎缩。眼外肌可能更容易受到某些生长因子的影响。

6. IGF1 信号通路的改变可能是重症肌无力眼外肌麻痹发病机制中的一个效应通路

在分子水平上，肌肉力量的大幅减少是通过下调 IGF1/Akt 信号通路来促进肌肉萎缩，而 IGF1/Akt 信号通路通常通过抑制蛋白质降解和促进蛋白质合成而在肌肉中产生合成代谢作用。IGF1/Akt/mTOR 信号通路中关键基因的下调对肌肉收缩力和线粒体的产生有负面影响，该途径与 MG 的发病机制有关。用 MG 血清刺激的转分化心肌细胞的基因表达谱显示，与 MG 对照组（对治疗有反应的眼外肌组）相比，耐药性眼肌麻痹患者肌细胞中的 *IGF1R*、*AKT1* 和 *AKT2* 基因高度表达。这表明 IGF1 信号通路的改变可能是 MG 眼外肌麻痹发病机制中的一个效应通路，但仍需验证。

7. 功能失调的线粒体可通过过量产生活性氧进一步触发萎缩信号通路

MG 的肌肉组织学表明，轻度的肌无力肌肉的线粒体稳态也会受到影响。慢性去神经支配已被证明会影响线粒体的产生，但在去神经支配的 7 天内，肌肉转录组发生了明显的变化，线粒体稳态从融合发展到分裂和碎裂。功能失调的线粒体可通过过量产生活性氧进一步触发萎缩信号通路。

8. 提上睑肌易感性的原因尚不清楚

提上睑肌易感性的原因尚不清楚。当眼睑打开时，提上睑肌处于重复激活状态，这可能使其容易产生传导疲劳。提上睑肌含有与眼外肌相似的抗疲劳的肌纤维类型，但目前还不清楚提上睑肌的连接解剖学是否具有神经肌肉传递损伤的易感性特征。

眼肌型重症肌无力的临床表现

9. OMG 的上睑下垂或斜视和复视呈波动性及易疲劳性

上睑下垂或斜视和复视是 OMG 的典型表现，这种眼肌无力具有双眼不对称性、波动性、进展性，呈现晨轻暮重、活动后加重、休息或使用胆碱酯酶抑制剂后好转的特点。眼外肌的 NMJ 比骨骼肌的 NMJ 易遭受影响的原因有以下 3 点：①突触褶皱少，突触后 AChR 和 Na^+ 通道较少，安全系数降低；②易受较高的神经元放电频率影响，容易疲劳；③表达的内在补体调节因子较少，更容易受到补体介导的损伤。

眼外肌无力可累及单个眼外肌甚至全部眼外肌，内直肌最易受累。因此，OMG 易与颅神经Ⅲ、Ⅳ或Ⅵ或核间眼肌麻痹等神经类疾病相混淆，一个重要的鉴别点是眼肌无力呈波动性改变及易疲劳。对于每位患者，都应行疲劳试验。OMG 患者的复视有多种形式，如垂直复视、水平复视等。复视症状呈波动性可高度提示OMG。持续向上注视可引起或加重上睑下垂，持续注视复视最明显的方向也可引起或加重复视症状。在轻度眼外肌麻痹的病例中，三棱镜加遮盖试验或马氏杆试验有助于发现小度数斜视。

有研究报告发现 OMG 患者中单独出现复视和上睑下垂的分别为 27%、21%，上睑下垂和复视同时存在的 OMG 患者约 52%。上睑下垂可能是单侧的也可能是双侧的，通常呈不对称性。当患者保持长时间向上注视，上睑下垂的症状会更加明显。对于上睑下垂者，其下垂或下垂更严重一侧会代偿性地引起双侧神经支配作用增强，导致双侧眼睑位置假性抬高，这是由眼睑的双侧等神经支配（赫林定律）所致。上睑下垂虽然是 OMG 患者最常见的症状，但并非特异性症状，也可由提上睑肌腱膜撕裂、霍纳综合征（Horner 综合征）、动眼神经麻痹或先天性上睑下垂等疾病引起。

10. Cogan 的眼睑颤动征是 OMG 另一特征性表现

Cogan 的眼睑颤动征是 OMG 另一特征性表现，表现为下方注视转正前方注视时睑裂一过性开大。Singman 等报道了其敏感性为 75%，特异性接近 99%。

11. 眼肌型重症肌无力经常出现双侧眼轮匝肌无力

在 OMG 中经常出现双侧眼轮匝肌无力，而在其他原因的眼肌麻痹中则不会出现，因此，对于疑似 OMG 的患者，应检查眼轮匝肌功能。眼轮匝肌受累表现为轻闭双眼后睑裂开大，呈"眯眼"状态，称"窥视征"（peek sign）。

根据病史和临床表现怀疑患者是 OMG 时，应进行与全身型重症肌无力相同的诊断试验以确诊，比如新斯的明试验、冰敷试验或休息试验、抗体检测和电生理学试验等。应仔细检查面部、咽喉肌、呼吸肌、四肢肌肉的情况，这些肌肉受累提示为全身型重症肌无力。

眼肌型重症肌无力的临床检查方法

临床检查不仅有助于提高 OMG 的诊断率，而且还简单易行，主要有冰敷试验、疲劳试验、休息和睡眠试验、强制性闭眼试验、腾喜龙试验及新斯的明试验。

12. 冰敷试验是一种可协助诊断 OMG 的简单、安全、有效、快速且可重复的临床方法

冰敷试验是一种可协助诊断 OMG 的简单、安全、有效、快速且可重复的临床方法，其原理主要是在低温状态下可抑制乙酰胆碱酯酶的活性从而提高神经递质的利用率、改善突触传递。冰敷试验敏感性高（94%）且特异性强（97%）。只有少数肌无力性上睑下垂患者对冰敷试验无反应。将一个冰袋放置在眼睑上 2 ~ 5 min，如果冰敷后睑裂宽度增加≥2 mm（图 1）或斜视度改善一半及以上即为冰敷试验阳性。对于轻度上睑下垂的 OMG 患者，

嘱其持续睁眼仰视 5 min 以引起眼睑疲劳再行冰敷试验或者重复进行冰敷试验的效果更好。患者在行冰敷试验前 4~6 h 停用胆碱酯酶抑制剂。有研究表明，冰敷试验比单独休息试验改善上睑下垂更加明显，可能是因为在冰敷过程中眼睑得到了休息。因此，临床上行冰敷试验时，根据患者反应，决定是否行疲劳后冰敷试验及重复冰敷试验。该试验机制尚不完全清楚，目前研究认为，低温可以改善终板的突触传递、增强肌肉的兴奋 - 收缩偶联、抑制胆碱酯酶活性、增加神经递质的可利用性、改善突触传递，从而改善上睑下垂和复视的症状。

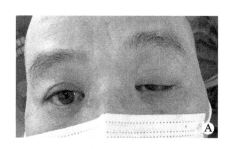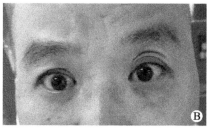

　　A. 冰敷试验前，双眼上睑下垂，右眼睑裂高度 8 mm，左眼睑裂高度 4 mm；B. 冰敷试验后，双眼上睑下垂明显改善，双眼睑裂高度 11 mm。

图 1　冰敷试验（彩图见彩插 1）

13. 疲劳试验诊断 OMG 的敏感性及特异性

　　疲劳试验是指嘱患者持续睁眼向上注视或持续向各个方向转动眼球，若出现上睑下垂或斜视度数和复视加重则为疲劳试验阳性。疲劳试验诊断 OMG 的敏感性及特异性分别为 45.6%、87.5%。

14. 休息和睡眠试验敏感性及特异性极高

休息和睡眠试验的原理是基于 OMG 肌无力症状休息后得到改善的特点。患者在一个安静黑暗的房间里闭目休息 30 min 后，上睑下垂或斜视和复视的症状较休息前明显缓解，但在之后的 30 s ～ 5 min 内会再次出现 OMG 的症状和体征，即为阳性结果。休息和睡眠试验具有较高的敏感性和特异性，分别是 99%、91%。

15. 强制闭眼试验是一种简单、快速、无创的和有价值的临床筛选试验以辅助诊断 OMG

强制闭眼试验（forced eyelid closure test，FECT）是由 Cogan 眼睑颤动征发展而来的一种简单、快速、无创和有价值的临床筛选试验以辅助诊断 OMG。患者被嘱紧闭眼睑 5 ～ 10 s，然后快速睁开眼睛，盯住一个目标物，观察者坐在患者前面 0.6 ～ 1 m 的地方，与患者眼睛处于同一高度，用指压固定眉毛，尽量减少额肌的作用，若眼睑向上过度收缩后又下垂，则为阳性结果。在闭眼时，眼轮匝肌（orbicularis oculi，OO）紧张收缩，而此时的提上睑肌（levator palpebrae superioris，LPS）完全放松；在立即打开眼睑时，LPS 和它的拮抗肌（OO）的平衡发生改变，此时 LPS 收缩力大于已经处于疲劳状态的 OO 了，眼睑出现一过性过度上抬，这是短暂的，因为随着 LPS 疲劳后眼睑又下垂了。

有研究表明，FECT 对 OMG 的诊断具有较高的敏感性（94%）和特异性（91.7% ~ 100%），与 CLT 相比，在敏感性和特异性方面并不逊色，但在兰伯特 - 伊顿肌无力综合征（Lambert-Eaton myasthenic syndrome，LEMS）和失代偿性尿道炎中出现假阳性。

16. 腾喜龙试验和新斯的明试验可辅助诊断 OMG

腾喜龙又称依酚氯铵，这是一种短效且可逆的乙酰胆碱酯酶抑制剂，原理是抑制乙酰胆碱的分解从而增加其在神经肌肉接头处的浓度，随着神经肌肉接头处神经递质增加，其与突触后受体结合后引起离子通道改变，产生动作电位，从而引起肌肉收缩。腾喜龙试验在诊断 OMG 和 GMG 中的敏感性分别为 86%、95%。静脉注射初始剂量为 2 mg，10 ~ 30 s 后开始起效，如果在 45 ~ 60 s 后没有起效，则追加 2 ~ 4 mg，最大可添加到 10 mg，一旦得到阳性结果，就无须再注射了。该试验的常见不良反应包括唾液分泌过多、出汗、恶心和肌肉震颤等，也有少见的严重不良反应（如低血压和心动过缓），发生率为 0.16%，最好在检测之前给患者静脉注射 0.4 mg 阿托品以预防严重不良反应，若已发生则立即静脉注射 0.5 mg 阿托品。另外，腾喜龙试验有潜在的心血管不良反应，所以在用于患有心脏疾病或使用过房室传导阻滞药物如地高辛或 β-受体阻滞剂的患者时需谨慎。腾喜龙试验还可能因胆碱

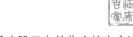

能不良反应而使病情复杂化。在运动神经元疾病、LEMS 和中枢病变（包括脑干胶质瘤和松果体生发瘤）中有假阳性结果的报道。

新斯的明试验（neostigmine test，NT）起效速度快且作用持久，可充分观察上睑下垂或斜视和复视的变化情况，而且更安全、可靠。成人肌肉注射 1.0 ~ 1.5 mg 新斯的明和同时肌肉注射 0.5 mg 阿托品以减轻 M 样胆碱不良反应；儿童剂量酌减，肌肉注射 0.02 ~ 0.04 mg/kg 新斯的明，最大剂量不超过 1.0 mg，试验前 6 ~ 8 h 停用溴吡斯的明。注射前参照 QMG（MG 临床绝对评分标准）选取受累最明显的肌群，注射前及注射后每 10 ~ 15 min 记录一次，共记录 60 min。记录改善最显著时的单项绝对分数，计算相对评分进行结果判定。相对评分 =（试验前该项记录评分 − 注射后每次记录评分)/试验前该项记录评分 × 100%，相对评分值 < 25% 为阴性，25% ~ 60% 为可疑阳性，> 60% 为阳性。

17. 存在复视的 OMG 患者斜视度检查方法——三棱镜 + 红玻璃片试验

存在复视的 OMG 患者斜视度检查采用三棱镜 + 红玻璃片试验（图 2）：嘱患者将三棱镜和红玻璃片分别置于双眼，注视 33 cm 处手电筒，询问患者红灯和白灯的距离，从小度数三棱镜逐渐增加三棱镜度数，直至患者从看到一个红灯、一个白灯到只能看到一个灯光为止，则三棱镜度数即为患者的斜视度。同样的方法检查双眼注视 5 m 的斜视度。

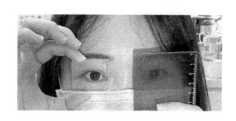

图 2　三棱镜＋红玻璃片试验（彩图见彩插 2）

眼肌型重症肌无力血清学检测

OMG 的发病机制与抗体的介导密切相关，血清抗体的检测是诊断 OMG 的重要手段，相关抗体包括乙酰胆碱受体抗体、肌肉特异性酪氨酸激酶受体抗体和低密度脂蛋白受体相关蛋白 4 抗体等。AChR-Ab 和 MuSK-Ab 均阴性的 OMG 被称为血清双阴性 OMG（double seronegative OMG，dSN-OMG）。

18. 乙酰胆碱受体抗体是眼肌型重症肌无力特异性最高的抗体

1973 年，Patrick 和 Lindstrom 首次报道了 AChR-Ab，AChR-Ab 阳性是诊断 OMG 最具特异性的血清学检测，在有提示症状和体征的患者中，特异性为 98%~100%。该抗体的检测成为辅助诊断 OMG 最具特异性的检测手段，尤其在胸腺瘤患者或家族成员中很少出现假阳性。AChR-Ab 是以 IgG1 和 IgG3 为主，均具有补体活性，可激活突触后膜上的补体，从而导致 AChR 丢失并破坏其特征结构，这是有效信号转导所必需的。此外，由于 AChR-Ab 是二价的，因此，可在与 AChR 交联后导致 AChR 内吞和破坏（抗原调节）。结合在受体结合位点周围的自身抗体可以直接干扰乙酰胆碱对 AChR 的激活。AChR-Ab 亚型包括结合型、调节型和阻断型。结合型 AChR-Ab 是其中最重要的一种，调节型 AChR-Ab 可增加检测灵敏度，阻断型 AChR-Ab 具有较低的临床效用是因为其不能被单独检测到。

AChR-Ab 水平检测主要有放射免疫沉淀试验（radio immuno precipitation assay，RIPA）和酶联免疫吸附试验（enzyme-linked immunosorbent assay，ELISA）两种。ELISA 检测的最小滴度和放射免疫沉淀试验一样，但是放射免疫沉淀试验的特异性和敏感性都比 ELISA 高，特异性接近 100%。因此，当放射免疫沉淀试验阳性时，结合波动性肌无力的临床表现即可诊断为 OMG。另外，细胞基础检测法（cell-based assay，CBA）常用于 AChR-Ab 和 MuSK-Ab 检测均为阴性的患者。对于 AChR-Ab 阳性的 OMG 患者，用 CBA 才能检测出乙酰胆碱受体时，通常提示仅是临床症状轻微且预后好的 OMG 患者，由于尚未商业化生产及操作过程复杂，所以仍未作为常规检测方法。

有研究报道，在 GMG 和 OMG 患者中的 AChR-Ab 阳性率分别是 80% ~ 90% 和 50% ~ 60%。Evoli 等报告了一项 48 例 OMG 患者的研究，仅有 45.5% 的患者检测到 AChR-Ab。AChR-Ab 阳性对于诊断 MG 的预测值很高，然而阴性预测值相对较低，尤其是对于 OMG。有超过一半的 OMG 患者的 AChR-Ab 为阴性，因此，AChR-Ab 检测阴性并不能排除 OMG。AChR-Ab 水平与疾病的严重程度或进展无明显相关，由此可见高抗体水平不足以预测症状的严重程度和预后，因此通常不用于指导治疗方案的决策。

19. 肌肉特异性酪氨酸激酶受体抗体阳性的重症肌无力患者较少出现单纯眼部症状

2001 年，Hoch 等首次报道了 MG 患者存在 MuSK-Ab。MuSK 是一种跨膜酪氨酸激酶受体，是在形成成熟且有功能的神经肌肉接头的过程中起关键作用的信号分子，MuSK 的激活需要它的共受体 LRP4、Agrin 和细胞内适配器蛋白 Dok-7 之间复杂的相互作用，MuSK 激活下游的信号转导可诱导突触前和突触后的分化，其中最重要的是引起 AChR 在突触后膜聚集，因此，MuSK 信号缺陷是导致 MG 的重要原因。MuSK 抗体除了阻断神经肌肉传递外，还下调神经肌肉接头重要的突触后基因和蛋白，诱导细胞周期阻滞和抑制细胞增殖，扰乱肌肉再生机制，导致进行性肌肉萎缩。与 AChR-Ab 不同的是，这些抗体以 IgG4 为主，不激活补体。有体外研究表明，MuSK 的 IgG4 抗体阻断 MuSK 与 LRP4 的相互作用，进而阻止 AChR 的聚集，这也解释了 OMG 中神经肌肉接头传递障碍的原因。

对于 AChR-Ab 阴性的 MG 患者，应使用放射免疫沉淀试验或 ELISA 检测 MuSK 的 IgG4 抗体。MuSK-Ab 阳性的 MG 通常比 AChR-Ab 阳性的 MG 更容易累及延髓，包括 OMG 在内的其他表型也可能发生。放射免疫沉淀试验灵敏性高，可检测低浓度的抗体，虽然一部分 MuSK-Ab 是构象依赖性的，因此，该方法不结合可溶性 MuSK-Ab 的细胞外结构域。细胞基础检测法在检测具有构象依赖性的 MuSK-Ab 方面有一定优势，但很难保持与放射免疫沉淀试验相同的特异性。选择性检测 MuSK-Ab 的 IgG 抗体（排除 IgM 抗体）可增加细胞基础检测法的特异性。

在所有 MG 患者中，约 6% 检测到 MuSK-Ab，而在 AChR-Ab 阴性的 MG 患者中，约 40% 检测到 MuSK-Ab。MuSK-Ab 阳性的 MG 患者在北欧发病率较低而在地中海发病率较高的原因可能是地理和遗传差异所致。在日本人群中，MuSK-Ab 的 MG 患者不常见，总的发病率为 2%～3%。直到现在，在 AChR-Ab 阳性的患者中检测到 MuSK-Ab 仍非常罕见。虽然 OMG 中 MuSK-Ab 的检出率低，但仍应在 AChR-Ab 和 LRP4-Ab 的血清阴性情况下进行 MuSK-Ab 的检测。Evoli 等回顾性研究发现 82 例 MuSK-Ab 阳性的患者中，仅有 3 名患者表现为单纯性眼部受累，表明 MuSK-Ab 阳性的患者很少仅表现为眼部症状，往往伴有严重临床症状。有研究表明，MuSK-Ab 阳性的 OMG 进展为 GMG 的发生率高。MuSK 抗体滴度似乎与疾病严重程度相关。MuSK-Ab 阳性的患者达到完全稳定缓解率比 AChR-Ab 阳性的 MG 患者低。

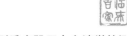

MuSK-Ab 阳性患者通常与胸腺异常无关。近期一项回顾性多中心研究结果发现胸腺切除后也没有达到良好的临床缓解。另外，在被 CBA 检出的 MuSK-Ab 阳性的患者中，有 23% 的患者被检出甲状腺增生。

20. 低密度脂蛋白受体相关蛋白 4 抗体在重症肌无力中单纯累及眼部的发生率较高

LRP4-Ab 是近年来在 MG 中发现的一种新的致病抗体，是一种单亚基跨膜蛋白，属于低密度脂蛋白受体家族。在神经肌肉接头中，LRP4 作为 Agrin 的受体，LRP4-Ab 可以破坏 LRP4 与 Agrin 的相互作用，通过抑制 Agrin 诱导的 MuSK 激活和 AChR 聚集，进而破坏神经肌肉接头的功能。LRP4-Ab 主要类型是 IgG1 和 IgG2，与 AChR 类似，通过激活补体而产生致病作用。研究表明，通常使用细胞基础检测法进行检测 LRP4-Ab，偶尔也使用 ELISA 进行检测。迄今为止，没有证据表明可以通过被动转移人 LRP4-Ab 到动物体内来诱导 MG。LRP4-Ab 在 OMG 中的致病性尚未完全确定。

因为检测抗体所使用的方法和检测人群的不同，会导致 LRP4-Ab 在 MG 患者中检测率有很大的差异。在这项样本来自 10 个不同的国家且规模最大的研究中，19% 的血清双阴性（AChR-Ab 和 MuSK-Ab 均阴性）MG 患者检出 LRP4-Ab，27% 的血清双阴性 OMG 患者检出 LRP4-Ab。此外，该研究分别在 8% 的 AChR-Ab 患者、15% 的 MuSK-Ab 患者、4% 的其他神经免疫疾病患者中检测出 LRP4-Ab。在 LRP4-Ab 阳性的 MG 患者中没有发现胸腺瘤的病例，提示胸腺瘤可能在这个 MG 亚型中不常见。34% 的 LRP4-Ab 阳性 MG 患者使用溴吡斯的明后获得了缓解（完全稳定或药物性稳定），约 70% 的 LRP4-Ab 阳性 MG 患者需要联合免疫抑制治疗以获得满意的结果。LRP4-Ab 并非是 MG 的特异性抗体，在 23% 运动神经元疾病及肌无力综合征和视神经脊髓炎患者中也可以检测到 LRP4-Ab。IgG1 亚型是 MG 患者和肌萎缩侧索硬化症患者中的主要抗体类型，并能与补体结合。

中国学者 Li 等在收集了我国大部分地区的 2172 名 MG 患者的血清样本中发现了 16 名（0.7%）LRP4-MG 患者，其中有 3 名 AChR-Ab 和 LRP4-Ab 均阳性的 MG 患者；在 455 名血清双阴性 MG 患者中发现了 13 名（2.9%）LRP4-MG 患者，这 13 例患者中男女比例为 1∶1.6，其中儿童占 53.8%；多达 91.7% 的病例累及眼部肌肉，58.3% 的病例临床表现为单纯性眼部肌肉受累。这些研究结果发现 LRP4-Ab 阳性的 MG 患者绝大部分以眼肌无力起病，且单纯累及眼部的发生率较高，表明 LRP4-Ab 在 OMG 的发生发展中起重要作用，故对于血清抗体双阴性且临床上疑似 OMG 的患者，应筛查 LRP4-Ab。与 AChR-Ab 或 MuSK-Ab 阳性患者相比，LRP4-Ab 阳性患者的病程较轻，如 LRP4-Ab 患者无肌无力危象。

21. 横纹肌抗体有望作为重症肌无力患者患胸腺瘤的预测标志物

多种横纹肌抗体可以在 MG 患者中被检测到，主要包括 Titin 抗体、RyR 抗体、Kv1.4 抗体等。在伴发胸腺瘤的 MG 患者及晚发型 OMG 患者（>50 岁）中可检测到抗横纹肌抗体阳性，因此，其有望作为 MG 患者患胸腺瘤的预测标志物。

（1）Titin 抗体

1990 年，巨大的肌原纤维蛋白 Titin 的自身抗体（高达 4200 kDa）首次在 MG 患者中被检测出来。Titin 不仅是目前已知的最大的丝状细胞内蛋白，还是第三大丰富的横纹肌蛋白，也是肌细胞肌动蛋白的主要成分，包括骨骼肌和心肌。Titin 对肌小节的发育、弹性和信号传导及肌纤维的稳定性起着至关重要的作用，若 Titin 受损会影响肌肉收缩。在 AChR-Ab 阳性的 MG 患者中，Titin 抗体阳性占 20%~40%，且与年龄明显相关，早发型 OMG 患者（≤50 岁）低至 6%，而晚发型的 OMG 患者高达 50%~80%。有研究表明，Titin 和 RyR 表位在皮质型胸腺瘤的肿瘤上皮细胞上表达。Titin 抗体诊断胸腺瘤的敏感性为 82.1%，特异性为 52.5%。在伴发胸腺瘤的 MG 患者中 Titin 抗体阳性率高达 70%~90%。Titin 抗体的存在，往往提示伴有严重的胸腺瘤 MG。Titin 抗体在 AChR-Ab 阴性 OMG 患者中检测阳性率约 33%，提示 Titin

抗体阳性有助于 AChR-Ab 阴性的 OMG 患者的诊断。

（2）RyR 抗体

RyR 是肌浆网中的钙通道，这个通道在肌膜去极化时打开，并通过从肌膜向细胞质中释放钙参与肌肉收缩，RyR1 亚型在骨骼肌兴奋收缩偶联中起重要作用，若受损则会导致肌无力。有研究报道，RyR 抗体在伴有胸腺瘤的 MG 患者中检出率高达 70%，提示 RyR 抗体与胸腺瘤明显相关。

（3）Kv1.4 抗体

Kv1.4 是一种电压门控钾通道，集中于轴突膜上，也见于心内膜。Kv1.4 抗体可能与 MG 患者心肌膜的电压门控钾通道发生交叉反应。研究结果发现，50% 伴发心肌炎的 MG 患者检出 Kv1.4 抗体，其他 MG 患者中也有 28% 检测到 Kv1.4 抗体，尤其是晚发型和胸腺瘤相关的 MG 患者中。Kv1.4 抗体在日本 GMG 患者中常见，提示病情较为严重，易发生危象，预后差。在白种人中也发现了 Kv1.4 抗体，但提示患者症状轻微或主要表现为 OMG。

22. 其他抗体

近年来，在 MG 患者血清中还发现了 Agrin 抗体和皮层蛋白（cortactin）抗体。研究表明，血清阴性 MG 中这些抗体的发生率高于血清阳性 MG，为探索阴性 MG 提供了方向。

（1）Agrin 抗体

Agrin 是一种由运动神经末梢分泌的神经源性蛋白多糖，能促

进 AChR 在突触后膜的聚集；肌肉细胞也表达 Agrin，但只有运动神经元才能产生一种称为"z-agrin"的选择性剪接亚型，它可以激活由 LRP4、MuSK 和 AChR 组成的复合体，这种复合物调节神经肌肉接头的形成、维持和再生。若没有 Agrin 或者只有 z-agrin，神经肌肉接头的突触后膜无法正常分化形成，动物在出生后不久就会死亡。因此，Agrin 抗体在 MG 中也会产生重要致病作用。Agrin 抗体出现在 4% 的 MG 患者中，以女性早发型 MG 患者多见，临床症状或轻或重，治疗反应不一。

（2）cortactin 抗体

在骨骼肌中，cortactin 与肌动蛋白结合，促进肌动蛋白组装，与 Agrin-LRP4-MuSK 复合体相互作用，促进神经肌肉接头突触后膜调节肌动蛋白聚合和 AChR 的聚集。约 20% 血清双阴性的 MG 患者被检测到 cortactin 抗体阳性，而仅 4.8% 的 AChR-Ab 阳性的 MG 患者检测出 cortactin 抗体。然而，cortactin 抗体在多达 5% 的健康对照组和 10%～15% 的其他自身免疫性疾病患者中也能检测到，在 20% 的多发性肌炎患者中也可检测到 cortactin 抗体的低特异性使其不足以作为诊断 MG 的生物标志物。

电生理学检查

当患者的抗体检测呈阴性且需要确诊 OMG 时，电生理学检查尤为重要。

23. 重复神经电刺激是最常用于诊断眼肌型重症肌无力的电生理学检查

除了血清学检测，肌电图可用于支持临床诊断 OMG，特别是血清阴性 OMG 患者。重复神经电刺激（repetitive nerve stimulation，RNS）作为肌电图研究的一部分，起于 19 世纪末，之后经过几十年的摸索和完善，到 20 世纪中叶已成为常规检测方法，目前已成为最常用于诊断 MG 的神经电生理检查技术。

RNS 刺激的频率是可以选择的，低频（2～5 Hz）重复神经电刺激阳性率高于高频（10～20 Hz）重复神经电刺激，且对患者而言疼痛低，因此，MG 患者常使用低频重复神经电刺激。该技术通过反复刺激近端肌肉神经和面神经，记录每次刺激产生的复合肌肉动作电位（compound muscle action potential，CMAP）的变化。尽管 RNS 在这个频率下会消耗突触前乙酰胆碱囊泡，但正常的神经肌肉接头中 CMAP 振幅可保持稳定。对于 MG 患者而言，重复刺激会导致终板电位下降到产生每个全或无肌纤维动作电位所需的阈值以下，因此，重复刺激会导致 MG 患者 CMAP 总振幅下降，通常将第 1 个 CMAP 与第 4 个或第 5 个 CMAP 进行比较，减少超过 10% 表明 RNS 阳性。RNS 在诊断 OMG 中敏感性较低（11%~35%），但特异性高（89%~98%）。RNS 可通过直接检测临床上出现肌无力的肌肉来提高其敏感性，所以检测提上睑肌和眼轮匝肌有助于提高 OMG 的检出率。

在正常人中，乙酰胆碱在重复神经电刺激 1~2 s 后从二级存储库中被调动出来，提高了动作电位，使得 CMAP 衰减得以稳定或轻微改善。而在 MG 患者中，肌肉的运动导致疲劳从而加剧 CMAP 振幅下降。在其他情况下，如 Lambert-Eaton 肌无力综合征、运动神经元疾病和其他神经病变，可发现慢速 RNS 的反应减弱。因此，RNS 应与常规神经传导检查和肌电图检查同时进行，以确保这些其他情况不会被遗漏。RNS 在技术上也要求很高，患者的任何动作、记录电极或神经刺激器都能人为地造成 RNS 反应减弱。

24. 单纤维肌电图在诊断眼肌型重症肌无力方面优于重复神经电刺激

单纤维肌电图（single-fibre electromyography，SFEMG）在

OMG 中是一种高灵敏度的检测方法，其敏感度较 RNS 高，但特异性不如 RNS。目前 SFEMG 有两种方法被用于诊断 MG，一种是自主收缩法，该法需受试者主动收缩肌肉，测定由同一运动轴突支配的肌肉纤维之间颤抖值的变化；另一种是被动收缩法，是测定神经刺激和肌肉颤抖的时间变化。该测试通常在眼轮匝肌、额肌或指间关节伸肌上进行，并评估颤抖以了解肌肉的收缩状态，颤抖被定义为同一神经分支支配的两条肌纤维之间达到去极化终板电位的时间变化。

多项研究表明，SFEMG 在诊断 OMG 方面优于 RNS，特别是血清学阴性的 OMG，在 OMG 和 GMG 中的敏感度分别约为 80%、94%。SFEMG 的敏感性和特异性取决于所研究的肌肉，其中对眼轮匝肌的敏感性最高，达 94%~99%，特异性为 85%~98%。同时，有研究发现眼轮匝肌处的 SFEMG 初始值在 MG 患者的长期临床过程中具有预后价值，眼轮匝肌处较高的平均颤抖值可能预示着后期病情的加重恶化，因此，我们选择眼轮匝肌来评估 SFEMG。

Giannoccaro 等发现 OMG 患者中眼轮匝肌 SFEMG 的诊断敏感性和特异性分别为 79%、80%；同时发现了诊断的敏感性与临床表现有关，单纯上睑下垂的 OMG 患者 SFEMG 敏感性为 91%，上睑下垂合并复视的 SFEMG 敏感度高达 98%，两者差异没有统计学意义，而单纯复视的 OMG 患者的 SFEMG 敏感性仅为 32%，故对检测结果的分析应结合患者的临床表现。2020 年发表的一项研究表明，冰敷试验可作为 SFEMG 的补充试验，冰敷试验和 SFEMG 均阳性时对 OMG 的阳性预测值高达95%。

SFEMG 并不是一个完美的检测方法，一方面是因为 SFEMG 异常也可出现在其他神经肌肉疾病中，如线粒体肌病、运动神经元疾病；另一方面是因为 SFEMG 的检查过程可能很长，需要患者的密切配合，并不是所有的患者都能忍受，而且由于需要专业的技术，在许多医院中并不作为常规检测手段，目前主要是作为电生理学研究。除了作为一个有用的辅助诊断工具，在大多数 MG 患者中，SFEMG 颤抖和脉冲阻滞还能提示病情严重程度。由于其他神经肌肉疾病或技术问题，可能会出现假阳性结果；但单纤维肌电图仍然是诊断 MG 的电生理学测试中的金标准。目前，无论是 RNS 还是 SFEMG，均无法对眼外肌进行检测。

25. 重复性眼前庭诱发肌源性电位是一种新的简单无创的神经电生理学检查

重复性眼前庭诱发肌源性电位（repetitive ocular vestibular evoked myogenic potentials，RoVEMP）与 RNS 和 SFEMG 相比，它能够检测眼外肌的神经肌肉传递。检查者在患者每只眼睛下方放置两个表面电极，用于记录下斜肌的肌源性活动，同时额头上放置一个地面电极，以 20 ~ 30 Hz 的频率进行。RoVEMP 试验诊断 OMG 和 GMG 的灵敏度分别为80%、63%。RoVEMP 可有效地区分 MG 患者与健康对照（敏感性 71%～89%，特异性 64%～86%）和其他神经肌肉疾病患者（敏感性 67%，特异性 82%）。RoVEMP 检测快速（10～15 min），比 RNS 和 SFEMG 侵入性小，且易于操作，在抗体检测阴性、RNS 结果阴性和单纯眼肌无力的诊断困难患者中，RoVEMP 试验在 OMG 诊断方面具有明显的价值。这种无创技术是一种很有前途的诊断工具，值得在进一步的研究中证实。

治疗性试验

26. 溴吡斯的明治疗有效可确诊 OMG

乙酰胆碱酯酶抑制剂（acetylcholinesterase inhibit，AChEI）是 OMG 的首选对症治疗药物。当临床表现疑似 OMG 而抗体及电生理检测均阴性时，患者服用 ACEIs 后肌无力症状得到一定改善，可支持诊断 OMG。

其他检查

27. 眼肌型重症肌无力患者应接受胸腺筛查

OMG 的发生与胸腺密切相关，所以 OMG 患者都应接受胸腺筛查，以评估胸腺情况。胸腺通常在成年前退化，而大多数 MG 患者可能伴有胸腺增生（多达 70%）或胸腺瘤（10%~15%）。绝大多数伴胸腺瘤的 MG 患者的 AChR-Ab 呈阳性。OMG 患者胸腺瘤的风险为 4%，对于每个疑似 OMG 的患者都应进行胸部 CT 或 MRI 检查，这对决定下一步治疗方案有非常大的意义。

28. MicroRNA 检测

MicroRNAs（miRNAs）是一种短的内源性非编码 RNA 分子，最早于 1993 年在线虫蛔虫体内发现。Jiang 等首次报道了 MG 的 miRNAs 的作用。随后的研究提出了血清样本中或外周血中单个核细胞的 miRNA 谱。尽管 miR-30e-5p 在人类中的确切作用尚需进一步阐明，但推测 miR-30e-5p 水平升高可能会降低与维持骨骼肌稳态和代谢有关的重要蛋白的表达。miR-30e-5p 在所有 OMG 患者中的敏感性为 96%，在晚发型 OMG 患者中的敏感性为 100%。miR-30e-5p 可以作为 OMG 进展为 GMG 的潜在预测生物标志物，尤其是对于晚发型 OMG 患者（≥50 岁）。

与眼肌型重症肌无力共存的疾病

除了抗体的检测，识别共存的自身免疫性疾病对于 OMG 患者是至关重要的，因为它们影响着疾病的进程、治疗结果和死亡率。

29. 胸腺瘤、视神经脊髓炎、肌萎缩性侧索硬化症与 MG 相关性高

胸腺瘤患者中三分之一会发生 MG。胸腺瘤和 MG 紧密相关，但胸腺瘤也与某些其他自身免疫性疾病的风险增加有关。血细胞减少、多发性肌炎、POEMS 综合征（多发性神经病变、器官肿大、内分泌病和皮肤改变等）、神经肌强张症和自身免疫性脑炎在胸腺瘤患者中出现的频率增加，但在重症肌无力患者中少见。带有水通道蛋白 4 抗体的视神经脊髓炎的患病率为每百万人中有 40 例发生，与 MG 有特异性联系，可发生在 MG 之前或之后。肌萎缩性侧索硬化症发生在重症肌无力患者身上的概率比一般人群

中预期的要高。自身免疫性疾病通常是肌萎缩侧索硬化症的一个危险因素，但与重症肌无力的相关性尤其强。

30. 共存的疾病中最常见的是自身免疫性甲状腺疾病

约 15% 的 MG 患者会出现另一种自身免疫性疾病，最常见的是自身免疫性甲状腺疾病，其次是系统性红斑狼疮和类风湿性关节炎。这些情况在早发型 MG 和伴有胸腺增生的 MG 患者中常见。MG 与所有甲状腺疾病相关，其中与慢性淋巴细胞性甲状腺炎、弥漫性中毒性甲状腺肿和甲状腺毒血症相关性较大。

Graves 病和 MG 可能具有相似的发病机制，Th17 细胞参与自身免疫性甲状腺疾病，可能是 MG 和 Graves 病发生的关键因素。伴自身免疫性甲状腺疾病的 MG 患者多与女性、早发型 MG 和胸腺增生有关。有 10%~20% 的 MG 患者的甲状腺抗体检测阳性。

自身免疫性甲状腺疾病会影响 MG 的临床表现。研究表明，与其他 MG 患者相比，伴有自身免疫性甲状腺疾病的 MG 患者的病程症状较轻，其特征是优先累及眼部肌肉。在伴有 Graves 病的 MG 患者中，症状明显的甲状腺相关眼病的患者 OMG 发生率较高。这种关联的合理假设是甲状腺和眼肌具有相同自身抗原的免疫交叉反应。研究发现，在 MG 患者中检测到的针对 "64-kDa 蛋白" 和钙素结合蛋白的抗体是 TAO 的主要抗原靶点。

TAO 是一种典型的与 Graves 病相关的眼病，与 OMG 表现相似，如均可存在上睑下垂或斜视和复视，但也有不同特点。TAO患者的眼外肌肥厚增粗，引起限制性斜视，而非麻痹性斜视。TAO内直肌最先受累，限制性内斜视最常见；若出现外斜视则应怀疑是否与OMG共存。除了复视外，这两种疾病的临床表现还有很大的不同，如TAO通常在早上醒来时症状较严重，而OMG患者通常在早上醒来时症状较轻。

由于甲状腺疾病的高患病率，对诊断为OMG的患者进行甲状腺功能和甲状腺抗体检测是必要的和合理的。有研究对于出现上睑下垂或斜视和复视的患者的评估及对于OMG患者伴甲状腺功能障碍的建议有以下几点：①所有新诊断的OMG患者都应进行甲状腺功能亢进/功能减退的筛查和治疗。②对于任何先前控制良好的肌无力患者，如果病情恶化，应进行甲状腺功能障碍筛查。③在诊断为TAO的患者中，同时存在上睑下垂或斜视和复视时应评估是否伴有OMG。④如果有眼球突出、眼睑收缩、疼痛或其他眼压升高的症状，应立即对TAO进行评估。⑤对于眼压升高的患者，建议使用MRI来评估眼外肌是否增粗。如果在自身免疫性疾病的背景下看到眼外肌增粗，将高度提示TAO。⑥当诊断OMG伴有TAO时，单次血清学阳性、神经电生理学检查是不够的。理想情况下，多种检测方式应与临床数据相结合，以得出准确的诊断。⑦胸腺增生见于OMG和Graves病，因此不应用于区分两者。

眼肌型重症肌无力的诊断标准

OMG 的诊断主要根据：①临床表现：波动性眼肌麻痹的临床特点；②血清 AChR-Ab、MuSK-Ab、LRP4-Ab 之一阳性；③新斯的明试验阳性；④电生理检查：重复神经电刺激衰减阳性或单纤维肌电图异常；⑤乙酰胆碱酯酶抑制剂治疗有效。符合上述诊断标准中的第 1 条，以及 2~5 中任意一条，同时排除其他疾病引起的眼肌麻痹即可明确诊断。诊断流程见图 3。

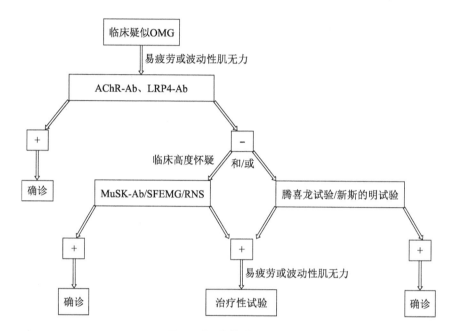

图3 OMG 的诊断流程

注：OMG：眼肌型重症肌无力；AChR-Ab：乙酰胆碱受体抗体；MuSK-Ab：骨骼肌受体酪氨酸激酶抗体；LRP4-Ab：低密度脂蛋白受体相关蛋白4抗体；SFEMG：单纤维肌电图；RNS：重复神经电刺激试验。

引自：ELIZABETH F, DEAN M C, DAVID H W. Ocular myasthenia gravis: an update on diagnosis and treatment. Curr Opin Ophthalmol, 2018, 29(6): 477 - 484.

眼肌型重症肌无力的常见的鉴别诊断

31. 甲状腺相关眼病

甲状腺相关眼病属于自身免疫性甲状腺疾病，表现为自限性眼外肌无力、眼睑退缩，可引起不同程度的眼肌麻痹，也可引起上睑下垂或眼轮匝肌无力，可伴有眼球突出或眼眶周围水肿。眼眶 CT 或 MRI 检查显示眼外肌肿胀，甲状腺功能亢进或减退，抗甲状腺球蛋白抗体、抗甲状腺微粒体抗体或抗促甲状腺激素受体抗体阳性。甲状腺眼病和 OMG 可以共存。

32. 颅神经麻痹

任何影响颅神经Ⅲ、Ⅳ或Ⅵ麻痹的疾病都可能与 OMG 相混淆。颅内肿块病变（包括海绵状窦）、脑干梗死、创伤、感染和

Miller-Fisher 变型急性炎性脱髓鞘多发性神经病变均可影响多根颅神经，从而与 OMG 相混淆。波动性眼肌麻痹的临床特点及头颅 MR 和脑脊液检查有助于鉴别诊断。此外，糖尿病也可引起单纯动眼神经或外展神经麻痹。

33. 其他相关疾病

慢性进行性眼外肌麻痹（chronic progressive external ophthalmo-plegia，CPEO）属于线粒体脑肌病，可引起双侧进展性无波动性的对称上睑下垂和严重的眼外肌麻痹受限，可伴近端肢体无力。尽管有严重的眼肌麻痹，但通常不存在复视的情况。在 Kearns-Sayre 综合征中发生 CPEO 时，也可看到小脑和（或）视网膜病理的相关结果，同时合并视网膜色素变性、小脑萎缩及心脏传导阻滞。肌电图检查显示肌源性损害，少数患者可伴有周围神经传导速度减慢。血乳酸轻度增高，肌肉活检和基因检查有助于确诊。

慢性进行性眼外肌麻痹为常染色体显性遗传，存在家族史；老年起病，表现为进行性无波动性的双侧上睑下垂，可能是不对称的。通过以前的照片发现潜在的发作（如在旧照片中）会对鉴别疾病有所帮助。慢性进行性眼外肌麻痹常发现存在眼肌麻痹引起的斜视，但无复视。这些患者会逐渐出现构音障碍和吞咽困难的症状。血清肌酶多正常或轻度增高，肌肉活检和基因检测有助于诊断。

肌强直性营养不良（myotonic dystrophy）特别是 I 型肌强直性营养不良可导致双侧上睑下垂和一定程度的眼肌麻痹。搔抓或叩击肌肉后通常出现很明显的肌肉强直，颈部屈曲和下肢远端肌肉通常无力。其他症状包括吞咽困难、构音障碍、白内障和心律失常。

先天性肌无力综合征（congenital myasthenic syndromes，CMS）是一组罕见的由编码 NM 结构及功能蛋白的基因突变所致 NMJ 传递障碍的遗传性疾病，依据突变基因编码蛋白在 NMJ 的分布，CMS 可分为突触前、突触及突触后突变。一般从病史和年龄可鉴别。CMS 临床表现差异很大，极易被误诊为抗体阴性的 MG、线粒体肌病等。多在出生时、婴幼儿期出现眼睑下垂、睁眼困难、喂养困难及运动发育迟滞等症状。青春期逐渐出现眼球固定，与 MG 在临床及电生理表现类似，鉴别主要依靠血清学抗体检测及全外显子测序。有些可能出现在成年期，类似于血清阴性的 MG，若治疗无效，应将先天性肌无力综合征纳入考虑范围。

某些先天性肌病（如中心核肌病）可在成年时表现为突出的眼肌麻痹和（或）上睑下垂。突出的延髓症状通常伴有眼外肌无力，以及呼吸肌频繁受累。

对于症状和体征提示 OMG 的患者，尤其是检查结果不明确和阴性的患者，需要与表现为眼睑下垂或眼外肌麻痹的疾病相鉴别。仔细检查瞳孔功能和闭眼非常重要，如果存在上睑下垂或眼肌麻痹伴瞳孔受累，应优先考虑动眼神经麻痹而不是 OMG。当闭眼无力与眼肌麻痹同时存在时，更多考虑为 OMG。由于肿瘤或动脉瘤等颅内肿块可通过损伤颅神经产生与 OMG 相似的症状，因此在诊断不明确的情况下，需要做头颅影像学检查以鉴别。

眼肌型重症肌无力的治疗

OMG 的治疗目标是改善眼部症状和延缓或阻止 OMG 进展为 GMG，并减少复发，同时尽量减少药物引起的不良反应。

34. 乙酰胆碱酯酶抑制剂是 OMG 的首选对症治疗药物

乙酰胆碱酯酶抑制剂（acetylcholinesterase inhibitors，ACEIs）是 OMG 的首选对症治疗药物，用于改善肌无力症状。最常用的是溴吡斯的明，其优点是安全、起效平稳、持续时间长、不良反应相对少。其对乙酰胆碱酯酶的抑制作用导致突触后乙酰胆碱浓度，但短期不良反应较常见，这是由非神经肌肉接头毒蕈碱突触上乙酰胆碱浓度增加引起的，产生的不良反应包括胃肠道紊乱（腹部绞痛、腹胀、腹泻、恶心）、尿频、低血压、心动过缓、出汗、流涎、流泪、支气管分泌物增加和胆碱能过量的其他症状。成人溴吡斯的明初始剂量从 30 mg 开始（3~4 次/日），可以逐渐增加到 60~90 mg（4~5 次/日），最大剂量是根据患者服药后对 ACEIs 的耐受情况而定。儿童的溴吡斯的明初始剂量为每天 0.5~1.0 mg/kg，分 3~4 次服用，维持剂量为 1~2 mg/kg，最大剂量为 7 mg/kg，分 5~6 次服用，常在 1~2 h 内到达峰浓度。

ACEIs 治疗有助于缓解大多数患者的上睑下垂和复视，但很少能完全治愈。研究发现单独使用 ACEIs 治疗上睑下垂的疗效优于复视；联合免疫抑制剂后，复视的缓解率较单独使用 ACEIs 高。先前有研究结果表明，ACEIs 仅对症治疗并不会阻碍病情的进展。然而，2020 年发表的一项研究表明溴吡斯的明不仅可以缓解 OMG 的症状，还降低了 OMG 向 GMG 的转化率，这可能与溴吡斯的明参与免疫调节及阻止 OMG 通过胆碱能抗炎通路（cholinergic anti-inflammatory pathway，CAP）转化为 GMG 有关。动物模型结果显示，表达 α7 烟碱乙酰胆碱受体的循环巨噬细胞与血清乙酰胆碱相互作用，抑制包括肿瘤坏死因子 α、高迁移率组蛋白盒和白细胞介素 6 在内的炎性细胞因子的产生，CAP 可被红细胞结合的乙酰胆碱酯酶终止。因此，ACEIs 除了其主要作用外，还参与了免疫调节。

OMG 由多种致病抗体介导，大多数患者需要免疫抑制疗法才能达到完全临床缓解。最常见的免疫抑制剂是糖皮质激素（glucocorticoid，GC）、硫唑嘌呤（azathioprine，AZP）和麦考酚酸酯（mycophenolate Mofetil，MMF）。2020 版的国际重症肌无力管理共识指南建议当抗胆碱酯酶药物对上睑下垂或复视无效和症状对患者的生活质量造成严重影响时，OMG 患者应开始使用激素疗法；当使用激素无效或有禁忌证或不能耐受时，可以考虑联合使用其他免疫抑制剂。

35. 糖皮质激素是 OMG 的一线免疫治疗药物

自 20 世纪 60 年代至今，GC 仍然作为 OMG 的一线免疫治疗药物，其通过调节细胞因子的产生、诱导 T 淋巴细胞凋亡、抑制炎性细胞因子的转录来减少 AChR 抗体的产生。高达 80% 的 OMG 患者在使用 GC 后症状会有显著改善。一项回顾性队列研究的数据表明，使用 GC 治疗的 OMG 患者眼部症状完全缓解的比率可能高于单独使用 ACEIs 患者（70%：21%）。

泼尼松的剂量取决于眼部症状的严重程度和预期改善时间。对于症状较轻的患者，每天口服 10~20 mg 泼尼松，通常 2~3 周开始改善，4~6 周明显改善，8 周时改善效果最明显，在 4~6 个月内逐渐减少到维持剂量，每天或隔天服用 0~10 mg 泼尼松，这种方案很少发生严重并发症。中剂量的泼尼松有利于早期缓解严重眼肌无力的症状，推荐使用中剂量泼尼松，如 40~60 mg/d 维持治疗 2~3 个月或更长时间，可以看到眼部症状明显改善，但彻底消除眼部症状可能需要 1 年。部分 OMG 患者，特别是持续时间较长的 OMG 患者，眼部症状难以改善。Ozawa 等研究发现大剂量激素冲击疗法较口服激素的起效快及治疗效果好，尤其是对于缓解复视症状而言。由于激素治疗有潜在的长期不良反应，一些专家建议仅对严重 OMG 患者使用激素冲击治疗。

GC 的不良反应包括肥胖、高血压、糖尿病、机会性感染、骨质疏松、青光眼、白内障、面部毛发增多（女性）、胃溃疡，这些不良反应通常取决于剂量和治疗时间。低碳水化合物、低钠饮食可以预防或减少体重增加；补充维生素 D 和双膦酸盐有助于预防骨质疏松症。即使与另一种免疫抑制剂联合使用，至少三分之一的患者仍需要长期使用 GC 治疗以防止病情复发。

除了控制症状外，OMG 治疗的另一个重要目标是避免进展为 GMG。有一些研究表明，早期使用激素治疗可降低 OMG 向 GMG 转化的发生率。然而，由于大多数结论都是基于回顾性数据，因此应谨慎对待。另外，制定 OMG 患者的治疗决策时应考虑使用 GC 的因素，包括抗体阳性、胸腺增生和非眼部肌肉的异常电生理检测。

36. 硫唑嘌呤是 OMG 中最常用的免疫抑制剂

自 20 世纪 70 年代开始，AZP 作为另一种用于治疗 OMG 的有效免疫疗法。AZP 是一种嘌呤类似物，具有嘌呤拮抗剂作用，它能干扰 DNA 合成、阻碍 B 淋巴细胞和 T 淋巴细胞的增殖，是 OMG 中最常用的免疫抑制剂。

口服硫唑嘌呤通常推荐从小剂量开始，逐渐加量，根据症状改善情况决定用量及持续时间，儿童初始剂量为 $1 \sim 2$ mg/（kg·d），成人为 $2 \sim 3$ mg/（kg·d），每天 $2 \sim 3$ 次口服；如无严重和（或）不可耐受的不良反应，可长期服用，维持剂量为 1 ~ 2 mg/（kg·d）。AZP 的起效时间慢，通常在连续使用后 3 ~ 6 个月起效，1 ~ 2 年后可达全效，但其在抑制病情进展方面起积极的影响。AZP 通常与 GC 同时使用，可显著降低 GMG 的发生率（12%，而未经免疫抑制治疗的患者为 64%），联合使用的治疗效果优于单独使用GC，并可减少 GC 的剂量从而减少不良反应。

硫唑嘌呤通常比长期激素治疗耐受性更好，但需要仔细监测，因为一些不良反应可能会危及生命。主要不良反应包括骨髓抑制、肝功能损害、脱发、流感样症状及消化道症状等，多发生在开始治疗的 6 周左右。硫嘌呤甲基转移酶（thiopurine methyltransferase）基因突变的人的硫唑嘌呤诱导的骨髓抑制风险更高。硫唑嘌呤使患非黑素瘤性皮肤癌的风险增加 3 倍。长期服用 AZP，应定期检测硫嘌呤甲基转移酶（thiopurine S-methyltransferase，TPMT）的活性，以避免与低 TPMT 活性相关的潜在毒性，同时密切监测血常规和肝肾功能，服药第 1 个月，每周监测 1 次血常规及肝肾功能；服药后前 6 个月，应每月监测 1 次血常规及肝肾功能；之后每3 个月监测 1 次血常规及肝肾功能。若白细胞计数低于 4.0×10^9/L，应将 AZP 减量；若白细胞计数低于 3.0×10^9/L 或肝功能检测指标为正常值上限的 3 倍，应立即停药。

37. 麦考酚酸酯作为治疗 OMG 的二线药物

2000 年，临床医生开始将 MMF 用于移植患者以预防术后排斥反应。目前 MMF 作为治疗 OMG 的二线药物，也可与激素早期联合使用。MMF 是一种可逆的磷酸脱氢酶抑制剂，通过抑制鸟苷酸合成，从而抑制 B 淋巴细胞、T 淋巴细胞的复制而起作用。MMF 起始剂量 0.5 ~ 1.0 g/d，分 2 次口服；维持剂量 1.0 ~ 1.5 g/d，症状稳定后每年减量不超过 500 mg/d，突然停药或快速减量可导致病情复发及恶化；长期使用可使大多数患者达到 MMS 或更好状态。MMF 不可与 AZA 同时使用。一项对 31 名 OMG 患者的前瞻性观察研究显示，经过 4.2 年的随访，87% 的患者仍然是单纯眼部症状，这提示 MMF 在控制眼部症状和 OMG 转化为 GMG 的进程中起积极的作用。OMG 患者使用 MMF 是安全且耐受性良好的，但一项随机对照试验没有显示出 MMF 在 GMG 中的益处。目前，在儿科人群中还没有 MMF 的确定推荐剂量。MMF 具有致畸性，备孕或怀孕妇女禁用。

MMF 的不良反应通常较轻，包括恶心、呕吐、腹泻、腹痛等胃肠道反应，白细胞减低，泌尿系统感染及病毒感染等，胃肠道不适是其最突出的不良反应，很少发生骨髓抑制和肝毒性。MMF 会导致中枢神经系统损伤，增加感染的风险，病毒感染的重新激活，以及增加淋巴组织增生性疾病的风险。MMF 和抗酸剂的给药间隔至少 2 小时，因为抗酸剂可能会使 MMF 的作用降低。在使用 MMF 和其他免疫调节剂时应谨慎。用药后的前 6 个月，每个月监测血常规及肝肾功能，此后每 3 个月监测 1 次血常规及肝肾功能。

38. 环孢素 A 常用于对激素及硫唑嘌呤疗效差或不能耐受其不良反应的患者

环孢素 A（cyclosporin A，CsA）是一种钙调神经磷酸酶抑制剂，可阻断活化 T 细胞、抑制细胞因子的分泌，从而达到免疫抑制作用。通常连续使用后 3～6 个月起效，常用于对激素及 AZA 疗效差或不能耐受其不良反应的患者。CsA 早期与激素联合使用，可明显改善肌无力症状，并降低血中 AChR-Ab 滴度，但肾毒性较大。CsA 应按体重［2～4 mg/（kg·d）］口服，使用过程中应监测血浆环孢素药物浓度，推荐血药浓度为 100～150 ng/mL，并根据浓度调整环孢素剂量。

环孢素禁止用于类风湿关节炎和银屑病患者的肾功能异常、失控的高血压，或恶性肿瘤。它是一种 CYP3A4 抑制剂，因此可以与许多参与同一途径的药物相互作用。患者必须避免饮用西柚汁，因为它会降低环孢素的代谢。他汀类药物不应与环孢素联合使用，因为环孢素可导致他汀类药物的代谢受损。钙通道阻滞剂、卡维地洛、抗真菌药、磷苯妥英、苯妥英、卡马西平等均可影响环孢素的血药浓度，不宜合用。当使用多种免疫抑制剂时，应考虑治疗。非甾体抗炎药应谨慎使用，因为它们会增加肾毒性作用；保钾利尿剂应避免使用，因为它们会增强高钾作用。CsA 不良反应很常见，包括多毛、震颤、牙龈增生和贫血，但高血压和肾毒性是限制治疗的主要不良反应。服药期间至少每个月监测血常规、肝肾功能 1 次，严密监测血压。CsA 已被用于治疗个别病例的眼部肌无力，具有良好的临床反应，但其肾毒性大且与其他药物存在相互作用，不良反应显著，不作为首选推荐。

39. 他克莫司是难治性 OMG 的首选药物

2000 年，日本批准他克莫司（Tacrolimus，TAC）用于治疗激素疗效不充分或由于严重不良反应而难以使用激素的 GMG。2009 年 10 月，TAC 适应证扩展到 OMG 的治疗。TAC 干扰钙调神经磷酸酶信号转导，从而抑制神经钙调磷酸酶活性，进而抑制 T 细胞的激活和各种细胞因子的产生。虽然 TAC 作用机制类似于 CsA，耐受性较好，但其对肾脏的损害比 CsA 小。它也被证明可以减少 BAFF B 细胞，这被认为在儿童 OMG 中发挥作用。虽然还没有进行过随机对照试验，但有研究表明 TAC 在儿童人群中对 OMG 和 GMG 的治疗是有效的。TAC 常用于不能耐受激素和其他免疫抑制剂不良反应或对其疗效差的 MG 患者，尤其是 RyR-Ab 阳性患者。TAC 起效快，一般 2 周左右起效，疗效呈剂量依赖性。目前没有确定的 TAC 在儿童 OMG 患者中的推荐给药剂量，但有一个病例报告使用 0.028 mg/（kg·d）作为起始剂量，3～4 周后逐渐增加，目标监测水平为 5～6 ng/mL，使用维持剂量 0.015 mg/（kg·d）。在 1～3 个月的时间内可观察到药物的最大效果。成人 TAC 用法：

3.0 mg/d，分 2 次空腹口服，或按体重 0.05～0.10 mg/（kg·d）。建议患者于服药或者调整药物剂量 3～4 天后筛查血药浓度，理想药物浓度为 2～9 ng/mL。在一项回顾性研究中，单独使用 TAC 治疗了 4 例 OMG，临床效果良好。一项随机、双盲、安慰剂对照的研究（也包括 OMG 患者）表明，TAC 有中度的免疫抑制作用。Yoshihiko 等研究表明联合应用 TAC 治疗激素依赖性 OMG 患者疗效显著，能显著降低激素的有效剂量。TAC 最常见的不良反应包括震颤、头痛、恶心（或呕吐）、腹痛、失眠、手脚刺痛（或肿胀）。他克莫司是一种 CYP_3A_4 抑制剂，因此患者应避免服用葡萄柚汁和任何其他受该途径影响的药物。当与他克莫司一起使用其他免疫抑制剂时，以及在使用抗真菌药物时应谨慎。SSRIs（除曲扎酮外）可降低他克莫司的代谢，应考虑替代治疗。

40. 甲氨蝶呤作为 OMG 治疗的三线用药

甲氨蝶呤（methotrexate，MTX）在 20 世纪 40 年代生产出来，其是一种叶酸类似物，可以抑制嘌呤和嘧啶的合成，从而降低 T 细胞的增殖。MTX 作为三线用药，用于其他免疫抑制剂治疗无效的难治性或伴胸腺瘤的 MG。有研究表明，MTX 与 AZP 具有相似的疗效和耐受性，是一种有效的免疫抑制剂。以每周 10 mg 起始口服 MTX，逐步加量至 20 mg/w，如不能耐受口服制剂产生的消化道不良反应，其中肌肉注射可以使患者耐受更高的剂量。它在成本、每周给药方案和相对良性的不良反应如恶心和口腔炎方面比 AZP 更有优势。肝转氨酶升高可能发生，但这很少导致停药；偶尔会出现光敏性皮疹、血常规异常和肺毒性。治疗时需同时添加叶酸 1 mg/d 预防口腔炎，并应密切关注骨髓抑制及肝功损害等不良反应。甲氨蝶呤有生殖致畸性，怀孕或备孕妇女禁用。

41. 利妥昔单抗可能是 AChR 阳性、症状难治性的儿童 OMG 患者的可用选择

利妥昔单抗是一种针对 B 细胞的 CD20 分子的单克隆抗体。利妥昔单抗已在成人人群中使用，而在儿童人群中使用 MG 的病例报道较少。数据显示利妥昔单抗对难治性 MG 患者有效，如使用多种免疫抑制剂仍有持续症状的患者。目前还没有任何数据或报告支持利妥昔单抗在单纯 OMG 中使用。然而，根据已发表的数据，利妥昔单抗可能是 AChR 阳性、症状难治性的儿童 OMG 患者的可用选择。利妥昔单抗以 375 mg/m^2 作为诱导剂量，持续 4 周。部分患者可能不需要随访剂量，但如果需要，随访剂量为每 4~10 个月 375 mg/m^2。一般来说，1~3 个月的注射效果最佳。最常见的不良反应包括瘙痒、头痛、头晕、恶心（或呕吐）、心律失常和骨髓抑制。利妥昔单抗可能会降低活疫苗和灭活疫苗的效果，因此应至少在接种疫苗 2 周后注射，或在利妥昔单抗注射后 3 个月再接种疫苗。

目前还没有关于 Eculizumab 用于单纯 OMG 的数据。Eculizumab 是一种单克隆抗体，作为补体抑制剂，保护神经肌肉连接处免受补体激活。2017 年，FDA 批准使用 Eculizumab 治疗抗体阳性的难治性 MG。在一项双盲、随机对照试验中，无胸腺瘤的 AChR-Ab 阳性难治性 GMG 成年患者使用 Eculizumab 后肌无力症状明显改善，更容易进行日常生活活动。参与试验的患者在第一次输注后获益，并且在试验期间 MG 恶化的速度降低了。目前还没有任何关于在儿科人群中使用 Eculizumab 的数据发表，但临床试验目前正在进行中。在所有的治疗中，Eculizumab 是最昂贵的，在美国每月花费超过 60 000 美元。药物耐受性良好，最常见的不良反应包括头痛、上呼吸道感染、恶心和腹泻。在一项临床试验中，有患者在注射 Eculizumab 后出现了脑膜炎球菌败血症，因此建议临床医生在注射 Eculizumab 前提前 2 周以上给患者注射脑膜炎奈瑟菌疫苗以预防脑膜炎球菌败血症。

42. 静脉注射免疫球蛋白和血浆交换是重症肌无力的短期治疗方法

以下治疗多用于 GMG，但也可能在 OMG 中发挥作用，特别是在 AChR-Ab 阳性的情况下，但研究文献有限。静脉注射免疫球蛋白（intravenous immunoglobulin，IVIG）和血浆交换（plasmapheresis）是短期的治疗方法，都是 GMG 的主要治疗手段，推荐严重的 GMG

患者使用，而对于单纯的眼部症状患者不推荐使用。IVIG 被用于许多自身免疫性疾病。在 MG 中，IVIG 已被用于肌无力危象的短期急性治疗，但也用于每月维持免疫调节治疗。在一项研究中，17 例成人 OMG 患者使用了 IVIG，但临床症状并未得到明显改善。目前尚无关于 IVIG 用于儿童 OMG 的公开报道，仅用于儿童 GMG。IVIG 的最常见的不良反应包括头痛、寒战和低血压，通常通过降低输注速度来改善。其他不良反应包括肾功能不全、无菌性脑膜炎、肌肉痉挛、过敏反应和血栓形成。IVIG 的优点包括症状改善迅速（通常在 1 ~ 2 周内）、与血浆置换相比的成本效益高及对婴幼儿进行血浆置换的可行性高。初始给药或肌无力危象时，给药剂量可为 1 g/(kg·d)、连续 2 天或 0.4 g/(k g·d)、连续 5 天，维持给药剂量为 0.4 ~ 2 g/kg。

目前尚未有关于 OMG 患者血浆置换的研究。在其他治疗失败的患者中使用静脉注射免疫球蛋白和血浆置换不是不合理的，但必须个性化使用。在肌无力危象的情况下，血浆置换法可以有效地改善肌力。血浆置换的机制是清除血液循环中的抗体，因此，对于那些 AChR-Ab 阳性的患者来说，是一种有效的快速治疗方法。治疗的优点通常持续 4 ~ 10 周，对于那些对其他免疫调节治疗无效的患者，可以作为一种持续治疗。血浆置换通常是在 8 ~ 10 天内进行 5 次单容积交换。血浆置换术的并发症包括低血压、脓毒症、气胸和肺栓塞。血浆置换的限制因素是治疗的可及性和服务的成本。

43. 胸腺切除术是胸腺瘤性 OMG 的主要治疗方法

胸腺切除术（thymectomy）是胸腺瘤性 OMG 的主要治疗方法。非胸腺瘤性 OMG 患者行胸腺切除术的有效性仍存在争议。有两项研究显示与药物治疗相比，胸腺切除术后眼部症状或 GMG 发生风险没有明显改善。然而，一些研究者认为早期进行胸腺切除术不仅可以改善症状，而且可以延缓或阻止 OMG 进展为 GMG。最近一项 meta 分析结果发现 50% 的非胸腺瘤 OMG 患者行胸腺切除术后达到了完全稳定缓解，认为胸腺切除术是一种有意义的治疗。Li 报道称 OMG 在进展为 GMG 前行胸腺切除术比进展后行胸腺切除术可获得更高的完全稳定缓解率。在 2020 版的国际重症肌无力管理共识指南中，对使用乙酰胆碱酯酶抑制剂效果不佳的 AChR-Ab 阳性 OMG 患者，以及拒绝接受免疫抑制剂治疗或对免疫抑制剂有禁忌证的 OMG 患者，推荐胸腺切除术。总之，胸腺切除术是治疗胸腺瘤和非胸腺瘤 OMG 患者的一种方法，而对于非胸腺性 OMG 患者而言，仍需多中心随机对照试验进一步确定。

44. 其他治疗

对于药物难以治疗的患者还可进行斜视手术、上睑下垂矫正术、遮盖治疗弱视、佩戴棱镜等治疗。

有研究报道儿童 OMG 患者斜视的发生率高达 76%。所有青春期前的 OMG 患者在病情得到充分控制后，都会有稳定的眼部表现，但部分患者仍有残余斜视和弱视。一旦这些患者的眼位达到稳定时，可以考虑进行斜视手术。在一组接受斜视手术的儿童 OMG 患者中，12 名患者进行了水平肌肉手术联合肌腱移位，1 名患者进行了垂直肌肉手术，13 名患者中有 5 名需要第二次手术。该研究表明对于药物治疗不能改善患者斜视症状，且症状至少已稳定 6 个月的儿童 OMG 患者，可考虑进行斜视手术干预。但这种手术存在欠矫或矫枉过正的风险，需要二期手术。虽然患者在手术干预后症状得到改善（上述研究中 13 例中的 9 例），但在继续进行手术时应谨慎，因为即使病情稳定，斜视度数仍可继续改变。OMG 患者斜视手术的预后是多变的，患者可能要进行多次手术，特别是年龄较大、症状较重、同时存在限制性斜视的患者。鉴于术后复发的风险和麻醉药物可能加重眼部症状，应根据实际情况谨慎考虑。

部分 OMG 患者上睑下垂症状在使用溴吡斯的明、激素和免疫抑制剂后存在改善效果不佳的情况，这些患者在接受了手术矫正上睑下垂，包括额肌吊带、外提肌推进术和肌松切除术后症状得到改善。手术风险包括暴露性角膜病变、术后复视和眼睑炎。改善上睑下垂的手术干预在成年人 OMG 中更为常见，对于何时进行干预尚无明确的指导方针。一些患者需要重复修复。建议患

者的症状至少稳定 2 年后再考虑改善上睑下垂的手术干预。

遮盖治疗用于治疗与儿童 OMG 相关的症状性复视和弱视。OMG 患者的双眼眼位不正是波动性的，会导致复视，久而久之会造成斜视性弱视。单眼贴片可解决双眼复视。弱视是一种儿童时期的疾病，其中一只或两只眼睛与大脑的连接中断，导致视力发育不正常。遮挡的类型包括镜片贴片。如果不能早期干预弱视，则会导致加重弱视程度，这可能需要在未来进行进一步的干预，使弱视更难治疗。

棱镜眼镜是一种可以有效地治疗复视患者的屈光方法。棱镜的目标角度通常是针对主凝视的小角度偏差。棱镜的使用主要是为了稳定眼部视觉症状。根据疾病的变化情况需要经常调整棱镜度数。

对于顽固性上睑下垂的患者来说，眼睑拐杖是一种廉价且无创的选择，这是一个适合每个患者的框架。每个框架制作完成后，上面都会有一个根据患者需要的调节器设备，帮助将眼睑置于舒适的位置。眼睑拐杖的缺点是眼睛干涩和身体不适。

45. 治疗新进展

MG 的治疗干预应以减弱自身免疫反应、增强神经肌肉接头处的突触传递或两者结合为目标。一套新的治疗方法是基于旧的、现有的治疗方法的发展。目前在 MG 治疗方面主要有以下几种研究方向。

（1）增加肌肉的收缩力和强化神经肌肉突触传递

EN_1O_1 是一种在 mRNA 水平起作用的反义寡脱氧核苷酸，口服后症状改善时间大于 24 小时，这有助于增加患者的依从性。Tirasemtiv 是一种快速骨骼肌肌钙蛋白复合物的选择性激活剂，可以促进肌肉收缩，在 MG 患者的初步研究中显示出积极的结果，但后续研究尚未报道。只有少数研究探讨了强化神经肌肉突触传递的可能性。沙丁胺醇和麻黄碱对先天性肌无力有明显的改善作用，且在少量的 AChR-Ab 介导的 MG 患者中呈现较好的治疗效果。

（2）调节自身抗体的水平

新生儿 Fc 受体拮抗剂 ［Neonatal Fc receptor （FcRn） antagonists］ 是治疗 MG 的理想药物。FcRn 抗体与 AChR-Ab 结合并阻断天然 IgG，从而使得天然 IgG 和 AChR-Ab 的滴度迅速下降。IVIG 除了对致病的 IgG 有抑制作用外，还有多种作用机制，这可能是其治疗某些自身免疫性疾病患者的优势。使用 FcRn 系统降解特定抗体可能成为未来有吸引力的研究方向。事实上，利用一种新型工程抗体为基础的试剂已经证明了其原理。Efgartigimod 是另外一种安全且耐受性好的 FcRn 抗体，目前正在进行 3 期研究评估，Efgartigimod 治疗组中的所有患者均显示总 IgG 和自身抗体水平快速下降，其中 9 名患者疾病快速改善，致病性 IgG 自身抗体水平降低与疾病改善之间的相关性表明了用 Efgartigimod 降低致病性自身抗体可能提供一种创新的治疗方法。Seldegs 的研究使用虽然还没经过 MG 患者的临床试验，但是识别其他蛋白质的抗体的特异性清除能力已经被证明。以 IgG 降解酶为基础的 Imlifidase 可以裂解抗体特别是 IgG 抗体，已经成功地在肾移植患者身上进行了试验，这种药可能也适用于 MG。

（3）补体抑制剂

补体在 AChR-Ab 阳性的 MG 患者的致病机制中起至关重要的作用。依库丽单抗（Eculizumab）可以抑制一种能激活补体的 C5 蛋白的抑制剂，它最近被批准用于 GMG，而利妥昔单抗已被用于 GMG 和 OMG。这些药物的优点是容易获得且需要的剂量小，缺点是成本很高。与 IVIG 和血浆置换一样，在其他治疗失败的患者中使用这些治疗方法不是不合理的。另一种补体抑制剂 Coversini 在 MG 中的治疗效果的临床试验正在进行中。新的补体抑制剂和 FcRn 阻断剂可以单独或联合使用，暂时诱导 MG 患者血清 IgG 快速降低。本疗法可与免疫抑制剂联合使用，抑制自身抗体的长期产生。

（4）T、B 免疫细胞疗法

自身抗体的产生是 MG 致病的重要原因，因此消除能产生自身抗体的浆细胞是其中一种有效的治疗方法。硼替佐米是一种能使浆细胞凋亡的蛋白酶体抑制剂，通过抑制 AChR-Ab 的产生从而改善神经肌肉接头突触后膜的传导速度。有研究表明硼替佐米可以减轻 MG 的严重程度。另外，由于辅助性 T 细胞特别是 Th1 和 Th17 在 AChR-Ab 和 MuSK-Ab 阳性的 MG 患者的致病过程中具有十分重要的作用，因此改善调节性 T 细胞的功能和降低 T 细胞的活化有望成为 MG 治疗的新方向。

眼肌型重症肌无力转化为全身肌重症肌无力的风险

近年来一系列研究发现，OMG 转化为 GMG 的患者比例较低，为 18%～20%，这可能与症状轻微的患者的早期诊断和治疗有关。10%～14% 的 OMG 患者无须治疗可自行缓解。前 3 年的临床病程对确定该疾病的预后至关重要。

Giuliana 等对 175 例 OMG 患者进行了队列研究，结果发现在观察期间（中位数 83 个月，范围 24～158 个月）37 例患者（21.1%）进展为 GMG，其中女性 23 例（62%），MuSK-Ab 阳性、AChR-Ab 阳性及血清双阴性的 OMG 患者转化为 GMG 的概率分别为 75%、26.2%、13.7%，表明性别、AChR-Ab 阳性、MuSK-Ab 阳性是转化为 GMG 的独立危险因素。MuSK-Ab 阳性的 MG 患者出现全身症状的风险远大于 AChR-Ab 阳性者；血清双阴性的 OMG 患者转化为 GMG 的风险较低。一项对 101 名 OMG 患者（未接受任何形式的免疫抑制治疗）的回顾性队列研究确定了显著的预测因素包括血清学检测阳性、胸腺增生和其他自身免疫性疾病在内的共病情况。一项对 223 例接受了免疫抑制治疗的 OMG 患者进行回顾性分析发现发病年龄、病程和面神经 RNS 检测可以预测免疫抑制治疗下 OMG 向 GMG 的转化。

亚临床的 GMG 的电生理学证据已被视为 OMG 进展为 GMG 的危险因素。一项对 39 例 OMG 患者进行起病后 4 个月内的前瞻性研究表明，指伸肌的 SFEMG 异常是常见的，发生在 70% 的患者中。SFEMG 异常较 SFEMG 正常的 OMG 患者转化为 GMG 的比例更高（57%：18%）。之后的一项大规模回顾性研究证实了 OMG 患者的 SFEMG 异常的发生率高（68%～82%），表明 SFEMG 对于转化为 GMG 的风险没有预测价值。

若 OMG 患者没有转化为 GMG，其临床病程往往是良性的，眼部症状通常在 1～3 年内可以达到严重程度的顶峰。在对 78 例 OMG 病例的回顾性分析中发现，54 例在随访期间保持单纯眼部症状（平均时间为 8.3 年）；在这些患者中，54% 的患者病情得到临床完全缓解，33% 达到临床改善，13% 保持稳定。然而，没有达到最轻症状的患者的生活质量下降，发病时更严重的眼部症状提示对治疗不良反应的可能性会增加。

重症肌无力管理国际共识指南
（2020 更新版）概述

46. 眼肌型重症肌无力治疗主题

2020 年 11 月，美国重症肌无力基金会（Myasthenia Gravis
Foundation of America，MGFA）在线发布了《重症肌无力管理国
际共识指南（2020 更新版）》，更新了一些治疗内容，其中包括
OMG 的治疗主题。本书对 2020 更新版新增加的 OMG 的治疗主题
进行概述，以供临床医生参考。

2016 版在讨论重症肌无力症状与免疫抑制剂治疗时，没有区
分 OMG 与 GMG。2020 更新版则是将 OMG 作为独立的章节，并且
提出早期治疗的理念，这是基于一系列 OMG 或是包含 OMG 亚组
分析的临床研究的结果而提出的。

推荐 1：OMG 首选胆碱酯酶抑制剂进行对症治疗。如果对症
治疗无效且眼外肌麻痹导致功能受限或者症状困扰了患者，则应

启动免疫抑制剂治疗。

推荐2：OMG 的初始免疫抑制剂治疗应使用皮质类固醇激素。如果使用单一激素治疗无效或存在禁忌证或不能耐受激素时，可以加用其他非激素类免疫抑制剂药物。

推荐3：2016 年发表的一项单中心的小规模随机对照试验的证据表明小剂量激素治疗对 OMG 有效，建议初始使用小剂量激素以避免大剂量激素的不良反应。这项单中心的小规模随机对照研究纳入 11 例接受溴吡斯的明治疗 4~6 周后仍未达到最低疗效的 11 例 OMG 患者，分为泼尼松组 6 例和安慰剂组 5 例。结果显示，泼尼松组中有 5 例患者经过 14 周的泼尼松治疗（中位剂量为 15 mg/d）后达到治疗效果，安慰剂组无一例达到最低疗效，随后安慰剂组有 3 例后续接受泼尼松治疗（60 mg/d，快速减量），其中 2 例达到治疗效果。

推荐4：建议对于 OMG，尤其是 AChR-Ab 阳性的 OMG 患者，如果对症状治疗无效且拒绝使用免疫抑制剂或是存在免疫抑制剂治疗禁忌证，或者对免疫抑制剂治疗无效，可以考虑胸腺切除。

眼肌型重症肌无力典型病例分析

本章节列举了临床上常见的眼肌型重症肌无力临床表现，涵盖了儿童型眼肌型重症肌无力（<18 岁）、早发型眼肌型重症肌无力（≤50 岁）和晚发型眼肌型重症肌无力（>50 岁），以供临床医生参考，以期减少眼肌型重症肌无力的漏诊和误诊率。

47. 病例 1 儿童型眼肌型重症肌无力（单眼上睑下垂）

患儿，男性，10 岁，因左眼上睑下垂 2 个月就诊。

【临床表现】 患儿 3 个月前无明显诱因出现左眼上睑下垂，呈现晨轻暮重特点，疲劳时加重。

【眼科查体】 左眼轻度上睑下垂，遮盖瞳孔上缘。

【辅助检查】 新斯的明试验(＋)(图 4)。

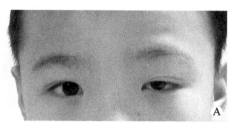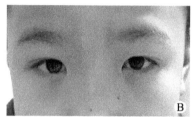

A. 新斯的明试验前，左眼中度上睑下垂；B. 新斯的明试验后，左眼上睑下垂明显改善。

图4　新斯的明试验（彩图见彩插3）

【诊断】　儿童型眼肌型重症肌无力。

【治疗】　予溴吡斯的明每次 30 mg 口服，每日 3 次。

48. 病例2　儿童型眼肌型重症肌无力（双眼交替上睑下垂）

患儿，女性，3 岁，因右眼上睑下垂 3 个月就诊。

【临床表现】　患儿 3 个月前无明显诱因下出现右眼上睑下垂，呈现晨轻暮重特点，疲劳时加重。

【眼科查体】　右眼中度上睑下垂，遮盖瞳孔上缘（图5A）。

【辅助检查】　新斯的明试验(+)。

【诊断】　儿童型眼肌型重症肌无力。

【治疗经过】　予溴吡斯的明每次 30 mg 口服，每日 3 次，联合中药治疗。治疗后，右眼上睑下垂症状消失（图5B）。治疗 1 年后自行停药，停药 1 年出现左眼上睑下垂（图5C）。复发治疗后，左眼上睑下垂症状消失（图5D）。

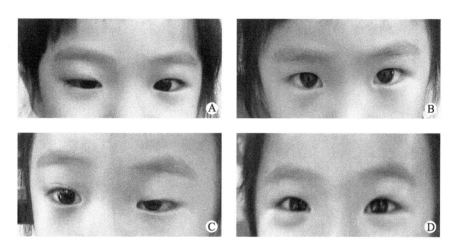

A. 初发治疗前右眼中度上睑下垂；B. 初发治疗后右眼上睑下垂症状缓解；C. 停药后出现左眼轻度上睑下垂；D. 复发治疗后，左眼上睑下垂症状缓解。

图5　眼科检查（彩图见彩插4）

49. 病例3　儿童型眼肌型重症肌无力（双眼上睑下垂）

患儿，男性，6岁，因双眼红伴有频繁眨眼半年就诊。

【临床表现】　患儿半年前无明显诱因，出现双眼红伴频繁眨眼。外院诊断为"双眼结膜炎，干眼症"，予对症治疗半年后未见明显好转，遂来我院眼科门诊就诊。

【眼科查体】　双眼轻度上睑下垂。

【辅助检查】　新斯的明试验（＋）（图6）。

【诊断】　儿童型眼肌型重症肌无力。

【治疗】　予溴吡斯的明30 mg口服，每日3次。

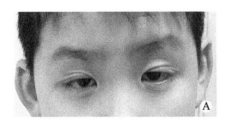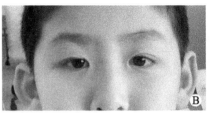

A. 新斯的明试验前：双眼轻度上睑下垂；B. 新斯的明试验后：双眼上睑下垂明显改善。

图6　新斯的明试验（彩图见彩插5）

50. 病例4　儿童型眼肌型重症肌无力（内斜视）

患儿，男，10岁，因右眼内斜视逐渐加重2个月就诊。

【临床表现】　患儿2个月前无明显诱因下出现右眼内斜视并逐渐加重，时轻时重，呈波动性特点。

【眼科查体】　角膜映光法：右眼内斜视约20°，右眼外转受限−2。

【辅助检查】　新斯的明试验（＋）（图7）。

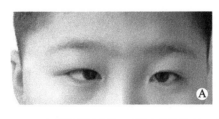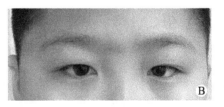

A. 新斯的明试验前，右眼内斜视约20°；B. 新斯的明试验后，右眼内斜视明显好转。

图7　新斯的明试验（彩图见彩插6）

【诊断】　儿童型眼肌型重症肌无力。

【治疗】　予溴吡斯的明30 mg口服，每日3次。

51. 病例 5　儿童型眼肌型重症肌无力（外上斜视）

患儿，男性，3 岁，因右眼进行性外上斜视 1 年就诊。

【临床表现】　患儿 1 年前无明显诱因下出现右眼外上斜视，呈进行性加重。

【眼科查体】　角膜映光法：右眼外上斜视约35°（图 8A）。

【辅助检查】　新斯的明试验（+）。

【诊断】　儿童型眼肌型重症肌无力。

【治疗】　予溴吡斯的明 30 mg 口服，每日三次，治疗半年后双眼眼位正（图 8B）。

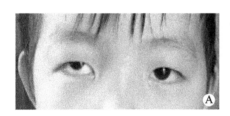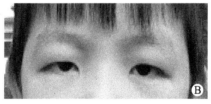

A. 治疗前，右眼外上斜视约35°；B. 治疗半年后，双眼眼位正。

图 8　患儿治疗前后对比（彩图见彩插7）

52. 病例 6　儿童型眼肌型重症肌无力（外下斜视引起重度弱视）

患儿，男性，1 岁，因左眼外下斜视 2 月就诊。

【临床表现】　患儿 2 个月前无明显诱因下出现左眼外下斜

视，逐渐加重，时轻时重，呈明显波动性。

【眼科查体】 角膜荧光法：左眼外下斜视约35°（图9A）。

【辅助检查】 新斯的明试验（＋）（图9B）。

【诊断】 儿童眼肌型重症肌无力。

【治疗经过】 予溴吡斯的明30 mg 口服，每日3次，联合激素每日1片早餐后顿服。治疗2年后左眼外下斜视明显好转（图9C）。3岁时，视力检查发现左眼视力0.1重度弱视，综合弱视治疗（图9D）3个月后视力提高至0.5，弱视治疗半年后，视力提高至0.8。

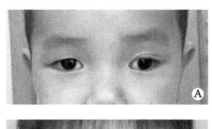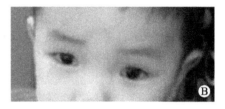
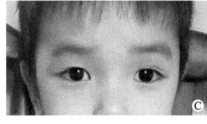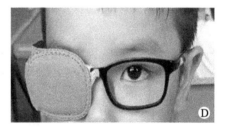

A. 新斯的明试验前，左眼外下斜视约35°；B. 新斯的明试验后，左眼外下斜视明显好转；C. 治疗2年后，左眼外下斜视明显好转；D. 右眼遮盖治疗。

图9 患儿治疗前后（彩图见彩插8）

53. 病例7 早发型眼肌型重症肌无力（双眼上睑下垂）

患者，年轻男性，因双眼上睑下垂半年就诊。

【临床表现】　患者半年前无明显诱因下出现双眼上睑下垂，呈晨轻暮重特点，疲劳时加重，呈明显波动性。

【眼科查体】　双眼中度上睑下垂，遮盖瞳孔一半。

【辅助检查】　新斯的明试验（＋）（图10）。

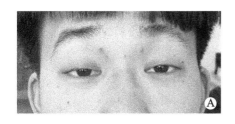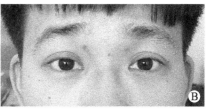

A. 新斯的明试验前，双眼中度上睑下垂，遮盖瞳孔一半；B. 新斯的明试验后，双眼上睑下垂明显好转。

图10　新斯的明试验前后对比（彩图见彩插9）

【诊断】　早发型眼肌型重症肌无力。

【治疗】　予溴吡斯的明每次60 mg口服，每日3次。

54. 病例8　早发型眼肌型重症肌无力（内直肌麻痹）

患者，年轻女性，因左侧注视视物重影3个月就诊。

【临床表现】　患者3个月前无明显诱因出现左侧注视时视物重影，晨轻暮重，疲劳时加重，呈明显波动性。

【眼科查体】　复视像检查：水平复视，左侧注视复视像最大，周边像是右眼。右眼内转受限呈晨轻暮重特点，早晨右眼内转无明显受限（图11A），下午右眼内转受限－1（图11B）。

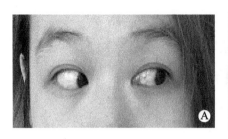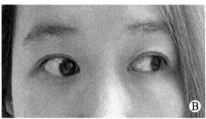

A. 早晨，右眼内转无明显受限；B. 下午，右眼内转受限 −1。

图 11 患者眼科检查（彩图见彩插 10）

【辅助检查】 新斯的明试验（＋）（图 12）。

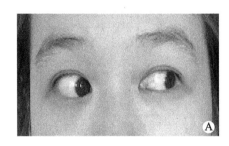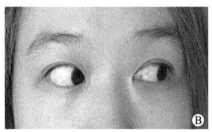

A. 新斯的明试验前右眼内转受限 −1，有复视；B. 新斯的明试验后右眼内转无受限，复视消失。

图 12 新斯的明试验前后对比（彩图见彩插 11）

【诊断】 早发型眼肌型重症肌无力。

【治疗】 予溴吡斯的明每次 60 mg 口服，每天 3 次。

55. 病例 9 早发型眼肌型重症肌无力（内斜视）

患者，年轻女性，因左眼内斜视半年就诊。

【临床表现】 患者半年前无明显诱因下出现左眼内斜视，呈晨轻暮重特点，疲劳时加重。

【眼科查体】 角膜映光法：左眼内斜视约 20°（图 13A）。

【辅助检查】 新斯的明试验（+）。

【诊断】 早发型眼肌型重症肌无力。

【治疗】 予溴吡斯的明片 60 mg 口服，每日 3 次。治疗后左眼内斜视明显好转（图 13B）。

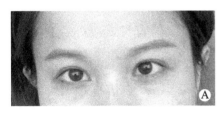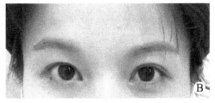

A. 治疗前，左眼内斜视约 20°；B. 治疗后，左眼内斜视明显好转。

图 13　患者治疗前后对比（彩图见彩插 12）

56. 病例 10　早发型眼肌型重症肌无力（外直肌麻痹）

患者，年轻男性，因左眼内斜视伴复视 3 个月就诊。

【临床表现】 患者 3 个月前无明显诱因下出现左眼内斜视，伴有水平复视，晨轻暮重，疲劳时加重，呈明显波动性。双眼外转受限 -1。

【眼科查体】 角膜映光法（图 14）：左眼内斜视约 20°。双眼外转受限 -1。

【辅助检查】 新斯的明试验（+）。

【诊断】 早发型眼肌型重症肌无力。

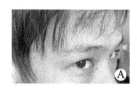 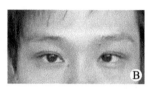 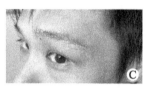

A. 显示右眼外转受限 −1；B. 显示左眼内斜视约 20°；C. 显示左眼外转受限 −1。

图 14　患者眼部检查（彩图见彩插 13）

【治疗】　予溴吡斯的明片 60 mg 口服，每日 3 次。

57. 病例 11　早发型眼肌型重症肌无力（上睑下垂伴眼球固定）

患者，中年女性，因双眼进行性上睑下垂伴双眼眼球运动受限至眼球完全固定 20 年。

【临床表现】　双眼重度上睑下垂，遮盖角膜超过一半。

【眼科查体】　双眼眼球运动各个方向均受限 −4（图 15）。

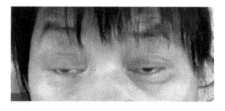

图 15　双眼重度上睑下垂，双眼眼球运动完全受限，双眼完全固定不动
（彩图见彩插 14）

【辅助检查】　新斯的明试验（＋）（图 16）。

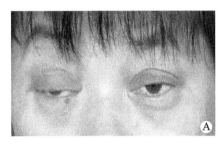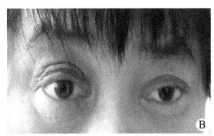

A. 新斯的明试验前，双眼上睑下垂；B. 新斯的明试验后，双眼上睑下垂明显改善。

图 16　新斯的明试验（彩图见彩插 15）

【诊断】　早发型眼肌型重症肌无力。

【治疗】　溴吡斯的明 60 mg 口服，每天 3 次；联合醋酸泼尼松 30 mg，早餐后顿服，逐渐减量。

58. 病例 12　晚发型眼肌型重症肌无力（上睑下垂伴复视）

患者，男性，79 岁，因双眼视物重影伴左眼上睑下垂 2 个月就诊。

【临床表现】　患者 2 个月前无明显诱因下出现双眼视物重影，伴左眼轻度上睑下垂。

【眼科查体】　左眼轻度上睑下垂。复视像检查：垂直复视。

【辅助检查】　冰敷试验（＋），新斯的明试验（＋）（图 17），低频重复神经电刺激（＋）：左侧眼轮匝肌/提上睑肌衰减试验阳性。

【**诊断**】　晚发型眼肌型重症肌无力。

【**治疗**】　予溴吡斯的明 60 mg 口服，每日 3 次。

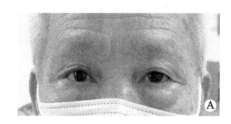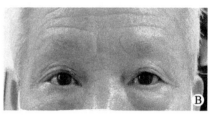

A. 新斯的明试验前，左眼轻度上睑下垂，垂直复视，斜视度 R/L6$^{\triangle}$；B. 新斯的明试验后，左眼上睑下垂明显好转，复视消失。

图 17　新斯的明试验前后对比（彩图见彩插 16）

眼肌型重症肌无力疑难病例分析

59. 误诊为右眼双上转肌麻痹的青少年眼肌型重症肌无力

【病历摘要】

患者，男性，17岁，因自幼右眼上睑下垂要求手术改善眼部外观于2020年8月17日就诊于我院眼科。患者家属主诉患者出生不久便出现右眼上睑下垂，期间未处理。现因右眼上睑下垂影响视力及美观，为进一步诊治就诊于我院眼科门诊。

既往史： 自诉小时候发生右眼眼部外伤，具体情况不详；否认出生时产伤史，否认手术史，否认家族类似眼病史。

眼部检查： 右眼裸眼视力：0.02，矫正视力：+5.50 DS/0.75 DC * 130°→0.3，左眼裸眼视力：−0.7，矫正视力：+1.25 DS/0.50 DC * 160°→1.0。右眼眼睑内侧可见"7"字形长约5 cm的疤痕。右眼上睑下垂，上睑遮盖瞳孔一半（图18A）。右眼睑裂高度 3 mm，遮住左眼时，右眼睑裂高度开大至 7 mm（图 18B）；提上睑肌肌力 5 mm，额肌肌力 8 mm；左眼睑裂高度 9 mm，提上睑肌肌力 10 mm，额肌肌力 10 mm。角膜映光法检查：正前方注视，右眼下斜 15°。眼球运动检查：右眼鼻上方及颞上方上转完全受限（图 19），左眼眼球运动正常，无代偿头位。三棱镜检查：左眼水平注视 33 cm 视标时，右眼下斜 35 PD。眼眶及视神经 MRI 结果显示无明显异常。

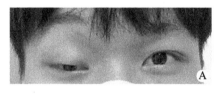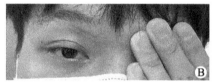

A. 患者右眼上睑下垂遮盖瞳孔一半伴有下斜视 15°，左眼无明显上睑下垂；B. 患者左眼遮盖时，右眼上睑下垂减轻。

图 18　门诊眼科检查（彩图见彩插 17）

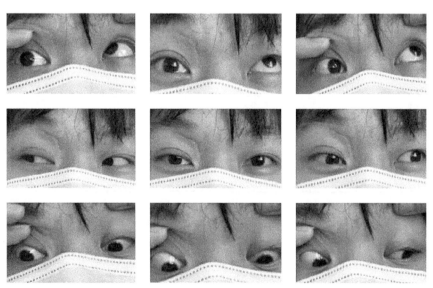

向上注视时，右眼鼻上方及颞上方上转完全受限，左眼上转到位。

图 19　患者的九个方位眼位（彩图见彩插 18）

　　门诊拟以"右眼双上转肌麻痹"收入院。入院后查房时发现患者右眼上睑下垂呈晨轻暮重特点。结合既往病史及右眼上睑下垂波动性的临床表现，考虑为青少年眼肌型重症肌无力，遂进行眼肌型重症肌无力相关检查。检查结果：新斯的明试验（＋）（图20）、疲劳试验（＋）（图21）、乙酰胆碱受体抗体（＋）、重复神经电刺激（－）。

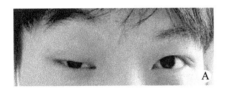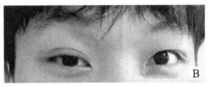

A. 试验前：右眼下斜视伴上睑下垂明显；B. 试验后：右眼下斜视及上睑下垂好转明显。

图20　新斯的明试验（彩图见彩插19）

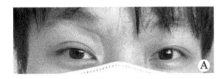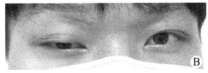

A. 疲劳前（早晨）：右眼上睑下垂不明显；B. 疲劳后（下午）：右眼上睑下垂较早晨明显。

图21　疲劳试验（彩图见彩插20）

　　结合病史、临床表现及实验室检查确诊为青少年眼肌型重症肌无力。出院予溴吡斯的明联合小剂量醋酸泼尼松治疗。一周后右眼睑裂增加至9 mm（图22）。

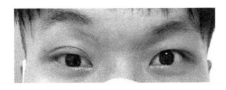

图22　治疗1周后，右眼上睑下垂明显好转（彩图见彩插21）

【病例分析】

这是一例将青少年眼肌型重症肌无力误诊为双上转肌麻痹的患者。

双上转肌麻痹（double elevator palsy，DEP）是临床上比较少见的、病因尚未完全清楚的一种眼球运动障碍性疾病，以单侧眼的上直肌和下斜肌同时麻痹为特征。临床表现为当非麻痹眼注视时，患眼出现下斜视和假性上睑下垂。假性上睑下垂可能会掩盖真正的垂直斜视，导致临床医生将其误诊为先天性上睑下垂，然后进行上睑下垂矫正手术。本病例患者左眼注视时，右眼下斜视伴上睑下垂；遮盖左眼时，右眼上睑下垂有所改善。这提示为假性上睑下垂，因此排除了先天性上睑下垂的诊断。该患者初诊检查符合 DEP 表现，对于 DEP，手术是唯一的治疗手段，因此门诊拟以"右眼双上转肌麻痹"收入院准备行右眼麻痹性斜视矫正术。入院后发现右眼上睑下垂呈晨轻暮重的特点，高度提示青少年眼肌型重症肌无力。进行一系列眼肌型重症肌无力相关检查后，结合右眼上睑下垂呈晨轻暮重特点、新斯的明试验阳性以及乙酰胆碱受体抗体阳性可确诊为 OMG。

MG 的眼外肌麻痹形式多样，可同时累及双上转肌（上直肌和下斜肌）。上睑下垂可单侧或双侧出现，有时也可左右交替出现。近期一项研究发现 59% 的患者表现为双侧不对称上睑下垂，27% 的患者表现为单侧上睑下垂，而仅 4% 的患者表现为双侧对称性上睑下垂。OMG 的早期症状与其他疾病相似，常被误诊为颅神经麻痹、眼睑痉挛、运动神经元病等疾病。

青少年眼肌型重症肌无力是在青少年时期起病的 OMG。国外研究显示在每年的 MG 患者中有 10%~15% 是青少年患者，OMG 在青少年 MG 中占 27%~93%。我国青少年 MG（juvenile myasthenia gravis，JMG）患病率高达 50%，以 OMG 为主。这表明了青少年 OMG 存在较大的种族差异。大多数 OMG 青少年患者表现为上睑下垂和（或）斜视，外斜视最常见。与成人 OMG 不同，青少年 OMG 很少向全身型 MG 转化，且完全缓解率高，即使症状未完全缓解，但眼部症状稳定。本病例患者自幼起病，至确诊时仍为眼肌型重症肌无力，尚未转化为 GMG，这进一步表明了上述青少年 OMG 较少转化为全身型 MG 的观点。

将 OMG 误诊为双上转肌麻痹存在极大的风险。一方面未及时治疗原发病，会导致 OMG 加快进展为全身型重症肌无力，严重危害患者生活质量甚至生命；另一方面由于 OMG 患者眼部症状存在波动性，即使病情稳定，患者术后斜视度数仍可继续改变，将极大增加医患矛盾的风险。鉴于术后复发的风险和麻醉药物可能加重眼部症状的情况，应根据实际情况谨慎考虑。

对于任何形式的单侧或双侧上睑下垂、复视或眼肌麻痹的患者，都应考虑评估 OMG。本病例提醒广大临床眼科医生，在患者同时出现上睑下垂和眼外肌受累的情况下必须排除 OMG，初诊时重点观察及询问患者眼部表现是否具有波动性、晨轻暮重、活动后加重、休息时减轻的特点，以免漏诊误诊后对患者生活质量甚至生命造成严重危害。

60. 甲状腺相关眼病合并眼肌型重症肌无力误诊1例

【病历摘要】

患者，男性，47岁，因"双眼复视、左眼上斜2月"于2020年5月29日就诊我院眼科门诊。患者患有Graves病半年，目前接受药物治疗。

眼部检查：裸眼视力右眼0.5，左眼0.6。双眼上睑下垂，上睑缘遮盖1/3角膜缘。双眼眼球稍突出，右眼突出度18 mm，左眼突出度17 mm。左眼上斜视约35°，左眼下转运动受限（图23）。

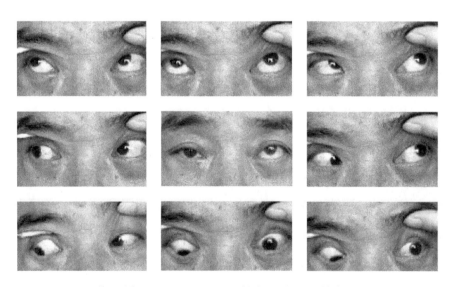

第一眼位双眼上睑下垂，左眼上斜约35°；左眼下转受限。

图23 新斯的明试验前的9个方位眼位（彩图见彩插22）

复视像检查：垂直复视，左下方复视距离最大，周边像是左眼。眼眶 MRI（图 24）：左眼内直肌、外直肌、下直肌以及右眼外直肌增粗。

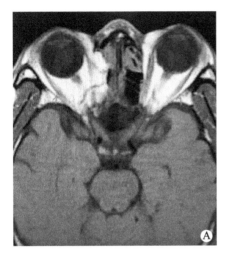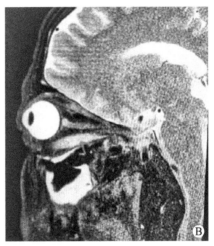

A. 左眼内直肌、外直肌、右眼外直肌增粗；B. 左眼下直肌增粗。

图 24　眼眶 MRI 影像

既往史：否认糖尿病、冠心病等病史，否认头部、眼部外伤史，否认其他手术史，否认家族遗传病史。

入院后发现双眼复视、左眼上斜视呈现晨轻暮重特点，结合眼眶 MRI 检查提示左眼下直肌肌腹增粗，与患眼下转受限表现不符，考虑为甲状腺相关眼病合并眼肌型重症肌无力，遂行眼肌型重症肌无力相关检查。新斯的明试验（＋）（图 25），ELISA 法检测乙酰胆碱受体抗体浓度为 17.94 nmol/L ↑（正常值＜0.45 nmol/L）。甲状腺检查：促甲状腺素受体抗体＞998.00 IU/L（正常值 0～9 IU/L）；游离三碘甲状腺原氨酸为 15.67 pmol/L ↑（正常值 3.09～

7.42 pmol/L），血清总三碘甲状腺原氨酸为 4.82 pmol/L↑（正常值1.01～2.48 pmol/L），游离甲状腺素为 44.38 pmol/L↑（正常值7.64～16.03 pmol/L），血清总甲状腺素为 19.15 nmol/L↑（正常值69.97～152.52 nmol/L），促甲状腺激素为 0.001 mIU/L↓（正常值0.38～5.33 mIU/L）。结合患者病史、临床表现及辅助检查，诊断为：① 眼肌型重症肌无力；② 甲状腺相关眼病；③ Graves 病。

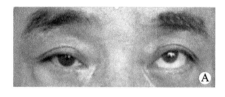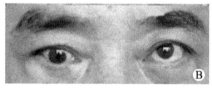

A. 试验前：双侧上睑下垂，左眼上斜约35°；B. 试验后：双眼上睑下垂及左眼上斜视较前明显改善。

图25 新斯的明试验（彩图见彩插23）

患者出院后口服溴吡斯的明联合小剂量糖皮质激素治疗，症状逐渐好转。治疗 4 个月后眼位正常，眼球下转正常，复视消失（图26）。

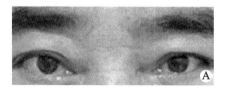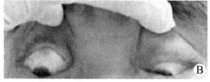

A. 双眼眼位正；B. 左眼下转正常。

图26 治疗 4 个月正前方及下方注视眼位（彩图见彩插24）

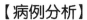

【病例分析】

甲状腺相关眼病（thyroid-associated ophthalmopathy，TAO）与眼肌型重症肌无力（ocular myasthenia gravis，OMG）都是由自身抗体介导的自身免疫性疾病。TAO 是一种典型的与 Graves 病相关的眼病，70%～75% 的 TAO 与 Graves 病并存，以眼球运动受限和眼外肌增粗为特征。TAO 常合并其他自身免疫性疾病，其中合并重症肌无力的患病率约为 0.1%。重症肌无力是一种以神经肌肉接头为靶点的自身免疫性疾病，最常见的靶点是乙酰胆碱受体。当 MG 患者症状局限在眼部肌肉时称 TAO，以波动性及易疲劳性上睑下垂和复视为特征。OMG 和 TAO 同时发生的原因是多方面的，可能是由于共同的遗传背景以及针对眼肌中常见自身免疫靶点的免疫交叉反应。

TAO 与 OMG 均有眼外肌受限的表现，但所累及的肌肉有所不同。有研究发现 40% 的 TAO 患者出现眼外肌受限表现，最常累及下直肌和内直肌，导致 5%～17% 的患者出现复视症状。TAO 因肌肉纤维化而引起限制性眼球运动障碍，使得眼球运动受限方向与受累肌肉作用方向相反，因此常引起患眼内、下斜视，而外斜视是极其罕见的。与 TAO 不同的是，OMG 可累及任何眼外肌，常累及下斜肌、上直肌、外直肌。OMG 因神经肌肉接头信号传导障碍而引起麻痹性眼球运动障碍，眼球运动受限方向与受累肌肉作用方向相同。本病例出现的左眼上斜视、左眼下转受限表现与眼眶 MRI 所提示的左眼下直肌肌腹增粗的结果不符。

OMG 与 TAO 的鉴别点在于上睑下垂和复视呈波动性和易疲劳性。回顾文献发现出现 TAO、Graves 病合并 OMG 的病例非常少见，报道的病例常以复视伴明显的上睑下垂为主诉入院。而本例患者双眼上睑下垂及左眼上斜视呈晨轻暮重特点，呈明显波动性。波动性既是 OMG 的特征，也是其误诊漏诊的重要原因，进而严重影响患者的生活质量甚至致残。

当 TAO 与 OMG 并存时，临床经验不足的年轻眼科医师容易忽略 OMG 的诊断，从而导致漏诊或误诊。漏诊或误诊 OMG 原因主要是：①TAO 与 OMG 的临床症状重叠较多，如复视、眼球运动受限、上睑下垂；②年轻临床眼科医生对于 TAO 与 OMG 眼外肌受累机制掌握不熟练；③未重点关注患者波动性及易疲劳性的眼部症状。漏诊或误诊会导致患者错过进行适当治疗的时机，使得眼部症状得不到改善，从而严重影响患者的生活质量，甚至致残。本病例值得借鉴之处在于当 TAO 患者出现上斜视及下转受限或眼部症状呈现波动性时，应仔细评估 OMG，及时进行 OMG 相关检查。

参考文献

Reference

1. HENDRICKS T, BHATTI M, HODGE D, et al. Incidence, epidemiology, and transformation of ocular myasthenia gravis: a population-based study [J]. Am J Ophthalmol, 2019, 205: 99 – 105.

2. DING J, ZHAO S, REN K, et al. Prediction of generalization of ocular myasthenia gravis under immunosuppressive therapy in Northwest China[J]. BMC Neurol, 2020, 20 (1): 238.

3. KAMARAJAH S K, SADALAGE G, PALMER J, et al. Ocular presentation of myasthenia gravis: a natural history cohort[J]. Muscle Nerve, 2018, 57(4): 622 – 627.

4. TEO K Y, TOW S L, HAALAND B, et al. Low conversion rate of ocular to generalized myasthenia gravis in Singapore[J]. Muscle Nerve, 2018, 57(5): 756 – 760.

5. PERAGALLO J, BITRIAN E, KUPERSMITH M, et al. Relationship between age, gender, and race in patients presenting with myasthenia gravis with only ocular manifestations[J]. J Neuroophthalmol, 2016, 36(1): 29 – 32.

6. HUANG X, LI Y, FENG H, et al. Clinical characteristics of juvenile myasthenia gravis in Southern China[J]. Front Neurol, 2018, 9: 77.

7. YU H, OLVE S G, PARASKEVI Z, et al. Juvenile-onset myasthenia gravis: autoantibody status, clinical characteristics and genetic polymorphisms [J]. J Neurol, 2017, 264(5): 955 – 962.

8. JINGSHAN C, DE-CAI T, CHAO Z, et al. Incidence, mortality, and economic burden of myasthenia gravis in China: a nationwide population-based study[J]. Lancet Reg Health West Pac, 2020, 5: 100063.

9. GILHUS N, SKEIE G, ROMI F, et al. Myasthenia gravis—autoantibody characteristics and their implications for therapy[J]. Nat Rev Neurol, 2016, 12(5): 259-268.

10. BORGIA D, MALENA A, SPINAZZI M, et al. Increased mitophagy in the skeletal muscle of spinal and bulbar muscular atrophy patients[J]. Hum Mol Genet, 2017, 26(6): 1087-1103.

11. KAMINSKI H J, HIMURO K, ALSHAIKH J, et al. Differential RNA expression profile of skeletal muscle induced by experimental autoimmune myasthenia gravis in rats [J]. Front Physiol, 2016, 7: 524.

12. VERMA M, FITZPATRICK K, MCLOON L K. Extraocular muscle repair and regeneration[J]. Current ophthalmology reports, 2017, 5(3): 207-215.

13. EUROPA T A, NEL M, HECKMANN J M. A review of the histopathological findings in myasthenia gravis: clues to the pathogenesis of treatment-resistance in extraocular muscles[J]. Neuromuscul Disord, 2019, 29(5): 381-387.

14. GRAHAM Z A, HARLOW L, BAUMAN W A, et al. Alterations in mitochondrial fission, fusion, and mitophagic protein expression in the gastrocnemius of mice after a sciatic nerve transection[J]. Muscle Nerve, 2018, 58(4): 592-599.

15. MANSUKHANI S A, BOTHUN E D, DIEHL N N, et al. Incidence and ocular features of pediatric myasthenias[J]. Am J Ophthalmol, 2019, 200: 242-249.

16. KEE H J, YANG H K, HWANG J M, et al. Evaluation and validation of sustained upgaze combined with the ice-pack test for ocular myasthenia gravis in Asians [J]. Neuromuscul Disord, 2019, 29(4): 296-301.

17. YAMAMOTO D, IMAI T, TSUDA E, et al. Effect of local cooling on excitation-contraction coupling in myasthenic muscle: another mechanism of ice-pack test in myasthenia gravis[J]. Clin Neurophysiol, 2017, 128(11): 2309-2317.

18. GOLNIK K, PENA R, LEE A, et al. An ice test for the diagnosis of myasthenia gravis[J]. Ophthalmology, 1999, 106(7): 1282-1286.

19. MARINOS E, BUZZARD K, FRASER C, et al. Evaluating the temperature

effects of ice and heat tests on ptosis due to Myasthenia Gravis[J]. Eye（Lond）, 2018, 32（8）: 1387 – 1391.

20. APINYAWASISUK S, ZHOU X, TIAN J, et al. Validity of forced eyelid closure test: a novel clinical screening test for ocular myasthenia gravis[J]. J Neuroophthalmol, 2017, 37(3): 253 – 257.

21. PASNOOR M, DIMACHKIE M, FARMAKIDIS C, et al. Diagnosis of myasthenia gravis[J]. Neurol Clin, 2018, 36(2): 261 – 274.

22. AL-HAIDAR M, BENATAR M, KAMINSKI H. Ocular Myasthenia[J]. Neurol Clin, 2018, 36(2): 241 – 251.

23. EVOLI A, ALBOINI P, DAMATO V, et al. Myasthenia gravis with antibodies to MuSK: an update[J]. Ann N Y Acad Sci, 2018, 1412(1): 82 – 89.

24. HUDA S, WATERS P, WOODHALL M, et al. IgG-specific cell-based assay detects potentially pathogenic MuSK-Abs in seronegative MG[J]. Neurol Neuroimmunol Neuroinflamm, 2017, 4(4): e357.

25. STERGIOU C, LAZARIDIS K, ZOUVELOU V, et al. Titin antibodies in "seronegative" myasthenia gravis—a new role for an old antigen[J]. J Neuroimmunol, 2016, 292: 108 – 115.

26. BINKS S, VINCENT A, PALACE J. Myasthenia gravis: a clinical-immunological update[J]. J Neurol, 2016, 263(4): 826 – 834.

27. GALASSI G, MAZZOLI M, ARIATTI A, et al. Antibody profile may predict outcome in ocular myasthenia gravis[J]. Acta Neurologica Belgica, 2018, 118(3): 435 – 443.

28. AGUIRRE F, VILLA A. Prognosis of ocular myasthenia gravis in an argentinian population[J]. Eur Neurol, 2018, 79(3 – 4): 113 – 117.

29. KAUFMAN A J, PALATT J, SIVAK M, et al. Thymectomy for myasthenia gravis: complete stable remission and associated prognostic factors in over 1000 cases[J]. Semin Thorac Cardiovasc Surg, 2016, 28(2): 561 – 568.

30. HONG Y, ZISIMOPOULOU P, TRAKAS N, et al. Multiple antibody detection in

"seronegative" myasthenia gravis patients[J]. Eur J Neurol, 2017, 24(6): 844 – 850.

31. RIVNER M H, LIU S, QUARLES B, et al. Agrin and low-density lipoprotein-related receptor protein 4 antibodies in amyotrophic lateral sclerosis patients[J]. Muscle & Nerve, 2017, 55(3): 430 – 432.

32. LI M, HAN J, ZHANG Y, et al. Clinical analysis of Chinese anti-low-density-lipoprotein-receptor-associated protein 4 antibodies in patients with myasthenia gravis[J]. European Journal of Neurology, 2019, 26(10): 1296 – e84.

33. CORDTS I, BODART N, HARTMANN K, et al. Screening for lipoprotein receptor-related protein 4-, agrin-, and titin-antibodies and exploring the autoimmune spectrum in myasthenia gravis[J]. J Neurol, 2017, 264(6): 1193 – 1203.

34. ROMI F, HONG Y, GILHUS N E. Pathophysiology and immunological profile of myasthenia gravis and its subgroups[J]. Curr Opin Immunol, 2017, 49: 9 – 13.

35. KUFUKIHARA K, WATANABE Y, INAGAKI T, et al. Cytometric cell-based assays for anti-striational antibodies in myasthenia gravis with myositis and/or myocarditis [J]. Sci Rep, 2019, 9(1): 5284.

36. YAN M, XING G, XIONG W C, et al. Agrin and LRP4 antibodies as new biomarkers of myasthenia gravis[J]. Ann N Y Acad Sci, 2018, 1413(1): 126 – 135.

37. CORTÉS-VICENTE E, GALLARDO E, MARTÍNEZ M Á, et al. Clinical characteristics of patients with double-seronegative myasthenia gravis and antibodies to cortactin[J]. JAMA Neurology, 2016, 73(9): 1099 – 1104.

38. ILLA I, CORTES-VICENTE E, MARTINEZ M A, et al. Diagnostic utility of cortactin antibodies in myasthenia gravis [J]. Ann N Y Acad Sci, 2018, 1412 (1): 90 – 94.

39. STALBERG E, SANDERS D, KOUYOUMDJIAN J. Pitfalls and errors in measuring jitter[J]. Clin Neurophysiol, 2017, 128(11): 2233 – 2241.

40. THORNTON R, MICHELL A. Techniques and applications of EMG: measuring motor units from structure to function[J]. J Neurol, 2012, 259(3): 585 – 594.

41. JUEL V. Single fiber electromyography[J]. Handb Clin Neurol, 2019, 160:

中国医学临床百家

303 – 310.

42. BARUCA M, LEONARDIS L, PODNAR S, et al. Single fiber EMG as a prognostic tool in myasthenia gravis[J]. Muscle Nerve, 2016, 54(6): 1034 – 1040.

43. GIANNOCCARO M P, DI STASI V, ZANESINI C, et al. Sensitivity and specificity of single-fibre EMG in the diagnosis of ocular myasthenia varies accordingly to clinical presentation[J]. Journal of Neurology, 2020, 267(3): 739 – 745.

44. DOUGHTY C T, GUIDON A C. Stronger together: diagnostic testing for ocular myasthenia gravis[J]. Neurology, 2020, 95(13): 563 – 564.

45. DE MEEL R H P, KEENE K R, WIRTH M A, et al. Repetitive ocular vestibular evoked myogenic potentials in myasthenia gravis[J]. Neurology, 2020, 94(16): e1693 – e1701.

46. VALKO Y, ROSENGREN S M, JUNG H H, et al. Ocular vestibular evoked myogenic potentials as a test for myasthenia gravis[J]. Neurology, 2016, 86(7): 660 – 668.

47. SALVI V, GIANELLO V, TIBERIO L, et al. Cytokine targeting by miRNAs in autoimmune diseases[J]. Front Immunol, 2019, 10: 15.

48. JORDAN B, KELLNER J, JORDAN K, et al. Thymic pathologies in myasthenia gravis: a preoperative assessment of CAT scan and nuclear based imaging[J]. J Neurol, 2016, 263(4): 641 – 648.

49. SABRE L, MADDISON P, WONG S H, et al. miR-30e-5p as predictor of generalization in ocular myasthenia gravis[J]. Annals of clinical and translational neurology, 2019, 6(2): 243 – 251.

50. FLANAGAN E P, CABRE P, WEINSHENKER B G, et al. Epidemiology of aquaporin-4 autoimmunity and neuromyelitis optica spectrum[J]. Annals of neurology, 2016, 79(5): 775 – 783.

51. FREITAS E, GUIMARÃES J. Neuromyelitis optica spectrum disorders associated with other autoimmune diseases[J]. Rheumatol Int, 2015, 35(2): 243 – 253.

52. GOTAAS H T, SKEIE G O, GILHUS N E. Myasthenia gravis and amyotrophic

lateral sclerosis: a pathogenic overlap[J]. Neuromuscular disorders: NMD, 2016, 26(6): 337 – 341.

53. STAFF N P, APPEL S H. The immune system continues to knock at the ALS door [J]. Neuromuscular disorders: NMD, 2016, 26(6): 335 – 336.

54. LIN Y P, IQBAL U, NGUYEN P A, et al. The concomitant association of thyroid disorders and myasthenia gravis[J]. Transl Neurosci, 2017, 8: 27 – 30.

55. PUNGA A, PUNGA T. Circulating microRNAs as potential biomarkers in myasthenia gravis patients[J]. Ann N Y Acad Sci, 2018, 1412(1): 33 – 40.

56. KUBISZEWSKA J, SZYLUK B, SZCZUDLIK P, et al. Prevalence and impact of autoimmune thyroid disease on myasthenia gravis course[J]. Brain Behav, 2016, 6(10): e00537.

57. CLAYTOR B, LI Y. Challenges in diagnosing coexisting ocular myasthenia gravis and thyroid eye disease[J]. Muscle Nerve, 2021, 63(5): 631 – 639.

58. ENGEL A G. Congenital myasthenic syndromes in 2018 [J]. Curr Neurol Neurosci Rep, 2018, 18(8): 46.

59. GARG N, YIANNIKAS C, HARDY T A, et al. Late presentations of congenital myasthenic syndromes: how many do we miss? [J]. Muscle Nerve, 2016, 54(4): 721 – 727.

60. GILHUS N. Myasthenia Gravis[J]. N Engl J Med, 2016, 375(26): 2570 – 2581.

61. 陶亮, 黄志. 儿童重症肌无力治疗进展[J]. 儿科药学杂志, 2019, 25(12): 59 – 63.

62. MELZER N, RUCK T, FUHR P, et al. Clinical features, pathogenesis, and treatment of myasthenia gravis: a supplement to the Guidelines of the German Neurological Society[J]. J Neurol, 2016, 263(8): 1473 – 1494.

63. LEE Y, KIM U. Efficacy and safety of low-to-moderate dose oral corticosteroid treatment in ocular myasthenia gravis[J]. J Pediatr Ophthalmol Strabismus, 2018, 55(5): 339 – 342.

64. APINYAWASISUK S, CHONGPISON Y, THITISAKSAKUL C, et al. Factors

affecting generalization of ocular myasthenia gravis in patients with positive acetylcholine receptor antibody[J]. Am J Ophthalmol, 2020, 209: 10 - 17.

65. NARAYANASWAMI P, SANDERS D B, WOLFE G, et al. International consensus guidance for management of myasthenia gravis: 2020 update[J]. Neurology, 2021, 96(3): 114 - 122.

66. EUROPA T A, NEL M, HECKMANN J M. Myasthenic ophthalmoparesis: time to resolution after initiating immune therapies [J]. Muscle & Nerve, 2018, 58 (4): 542 - 549.

67. OZAWA Y, UZAWA A, KANAI T, et al. Efficacy of high-dose intravenous methylprednisolone therapy for ocular myasthenia gravis[J]. J Neurol Sci, 2019, 402: 12 - 15.

68. BENATAR M, MCDERMOTT M, SANDERS D, et al. Efficacy of prednisone for the treatment of ocular myasthenia (EPITOME): a randomized, controlled trial [J]. Muscle Nerve, 2016, 53(3): 363 - 369.

69. SANDERS D, WOLFE G, NARAYANASWAMI P. Developing treatment guidelines for myasthenia gravis[J]. Ann N Y Acad Sci, 2018, 1412(1): 95 - 101.

70. 常婷. 中国重症肌无力诊断和治疗指南(2020 版)[J]. 中国神经免疫学和神经病学杂志, 2021, 28(1): 1 - 12.

71. ISSHIKI Y, MIMURA O, GOMI F. Clinical features and treatment status of antiacetylcholine receptor antibody-positive ocular myasthenia gravis [J]. Jpn J Ophthalmol, 2020, 64(6): 628 - 634.

72. PASNOOR M, HE J, HERBELIN L, et al. A randomized controlled trial of methotrexate for patients with generalized myasthenia gravis[J]. Neurology, 2016, 87(1): 57 - 64.

73. O'CONNELL K, RAMDAS S, PALACE J. Management of juvenile myasthenia gravis[J]. Front Neurol, 2020, 11: 743.

74. DHILLON S. Eculizumab: a review in generalized myasthenia gravis[J]. Drugs, 2018, 78(3): 367 - 376.

中国医学临床百家

75. EDMUNDSON C, GUIDON A C. Eculizumab: a complementary addition to existing long-term therapies for myasthenia gravis[J]. Muscle & nerve, 2019, 60(1): 7-9.

76. ZHU K, LI J, HUANG X, et al. Thymectomy is a beneficial therapy for patients with non-thymomatous ocular myasthenia gravis: a systematic review and meta-analysis[J]. Neurol Sci, 2017, 38(10): 1753-1760.

77. LI F, LI Z, CHEN Y, et al. Thymectomy in ocular myasthenia gravis before generalization results in a higher remission rate[J]. Eur J Cardiothorac Surg, 2020, 57(3): 478-487.

78. BROGAN K, FARRUGIA M E, CROFTS K. Ptosis surgery in patients with myasthenia gravis: a useful adjunct to medical therapy[J]. Semin Ophthalmol, 2018, 33(3): 429-434.

79. BELLIVEAU M J, OESTREICHER J H. Ptosis repair in ocular myasthenia gravis[J]. Semin Ophthalmol, 2017, 32(5): 564-568.

80. LEE M, BEESON D, PALACE J. Therapeutic strategies for congenital myasthenic syndromes[J]. Ann N Y Acad Sci, 2018, 1412(1): 129-136.

81. ULRICHTS P, GUGLIETTA A, DREIER T, et al. Neonatal Fc receptor antagonist efgartigimod safely and sustainably reduces IgGs in humans[J]. J Clin Invest, 2018, 128(10): 4372-4386.

82. HOWARD J F Jr., BRIL V, BURNS T M, et al. Randomized phase 2 study of FcRn antagonist efgartigimod in generalized myasthenia gravis[J]. Neurology, 2019, 92(23): e2661-e2673.

83. DEVANABOYINA S, KHARE P, CHALLA D, et al. Engineered clearing agents for the selective depletion of antigen-specific antibodies[J]. Nat Commun, 2017, 8: 15314.

84. LONZE B E, TATAPUDI V S, WELDON E P, et al. IdeS (Imlifidase): a novel agent that cleaves human IgG and permits successful kidney transplantation across high-strength donor-specific antibody[J]. Ann Surg, 2018, 268(3): 488-496.

85. HOWARD J F, UTSUGISAWA K, BENATAR M, et al. Safety and efficacy of eculizumab in anti-acetylcholine receptor antibody-positive refractory generalised myasthenia gravis (REGAIN): a phase 3, randomised, double-blind, placebo-controlled, multicentre study[J]. The Lancet Neurology, 2017, 16(12): 976–986.

86. MAZZOLI M, ARIATTI A, VALZANIA F, et al. Factors affecting outcome in ocular myasthenia gravis[J]. Int J Neurosci, 2018, 128(1): 15–24.

87. WONG S H, PETRIE A, PLANT G T. Ocular myasthenia gravis: toward a risk of generalization score and sample size calculation for a randomized controlled trial of disease modification[J]. J Neuroophthalmol, 2016, 36(3): 252–258.

88. FISHER K, SHAH V. Pediatric ocular myasthenia gravis[J]. Curr Treat Options Neurol, 2019, 21(10): 46.

89. SMITH S V, LEE A G. Update on ocular myasthenia gravis[J]. Neurol Clin, 2017, 35(1): 115–123.

90. DAVIES T F, ANDERSEN S, LATIF R, et al. Graves' disease[J]. Nature reviews Disease primers, 2020, 6(1): 52.

91. GILHUS N, TZARTOS S, EVOLI A, et al. Myasthenia gravis[J]. Nat Rev Dis Primers, 2019, 5(1): 30.

92. YANG H W, WANG Y X, BAO J, et al. Correlation of HLA-DQ and TNF-α gene polymorphisms with ocular myasthenia gravis combined with thyroid-associated ophthalmopathy[J]. Biosci Rep, 2017, 37(2): BSR20160440.

93. SMITH T J, HEGEDÜS L. Graves' disease[J]. N Engl J Med, 2016, 375(16): 1552–1565.

94. BOJIKIAN K D, FRANCIS C E. Thyroid eye disease and myasthenia gravis[J]. Int Ophthalmol Clin, 2019, 59(3): 113–124.

95. ALMOG Y, BEN-DAVID M, NEMET A Y. Inferior oblique muscle paresis as a sign of myasthenia gravis[J]. J Clin Neurosci, 2016, 25: 50–53.

96. MA R, CHENG Y, GAN L, et al. Histopathologic study of extraocular muscles in thyroid-associated ophthalmopathy coexisting with ocular myasthenia gravis: a case report

[J]. BMC Ophthalmol, 2020, 20(1): 166.

97. 王雪, 郎卫华, 李坤. 眼肌型重症肌无力误诊二例[J]. 中华眼科杂志, 2017, 53(8): 626 – 628.

98. NARAYANASWAMI P, SANDERS D B, WOLFE G, et al. International Consensus Guidance for Management of Myasthenia Gravis: 2020 Update[J]. Neurology, 2021, 96(3): 114 – 122.

99. BENATAR M, MCDERMOTT M P, SANDERS D B, et al. Efficacy of prednisone for the treatment of ocular myasthenia (EPITOME): A randomized, controlled trial[J]. Muscle Nerve, 2016, 53(3): 363 – 369.

100. YANG Y, DONG J, HUANG Y. Thoracoscopic thymectomy versus open thymectomy for the treatment of thymoma: A meta-analysis[J]. Eur J Surg Oncol, 2016, 42(11): 1720 – 1728.

101. ZHU K, LI J, HUANG X, et al. Thymectomy is a beneficial therapy for patients with non-thymomatous ocular myasthenia gravis: a systematic review and meta-analysis[J]. Neurol Sci, 2017, 38(10): 1753 – 1760.

102. KIM A G, UPAH S A, BRANDSEMA J F, et al. Thoracoscopic thymectomy for juvenile myasthenia gravis[J]. Pediatr Surg Int, 2019, 35(5): 603 – 610.

103. 杨媛婷, 唐浚杰, 张日佳, 等. 眼肌型重症肌无力检测方法的现状及研究进展[J]. 眼科学报, 2021, 36(11): 928 – 934.

104. 杨媛婷, 陈芳圆, 黄紫晴, 等. 甲状腺相关眼病合并眼肌型重症肌无力误诊1例[J]. 眼科学报, 2021, 36(11): 942 – 946.

出版者后记
Postscript

　　科学技术文献出版社自1973年成立即开始出版医学图书，40余年来，医学图书的内容和出版形式都发生了很大变化，这些无一不与医学的发展和进步相关。《中国医学临床百家》从2016年策划至今，感谢600余位权威专家对每本书、每个细节的精雕细琢，现已出版作品近百种。2018年，丛书全面展开学科总主编制，由各个学科权威专家指导本学科相关出版工作，我们以饱满的热情迎来了《中国医学临床百家》丛书各个分卷的诞生，也期待着《中国医学临床百家》丛书的出版工作更加科学与规范。

　　近几年，中国的临床医学有了很大的发展，在国际医学领域也开始崭露头角。以北京天坛医院牵头的CHANCE研究成果改写美国脑血管病二级预防指南为标志，中国一批临床专家的科研成果正在走向世界。但是，这些权威临床专家的科研成果多数首先发表在国外期刊上，之后才在国内期刊、会议中展现。如果出版专著，又为多人合著，专家个人的观点和成果精华被稀释。为改变这种零落的展现方式，作为科技部主管的唯一一家出版机构，我们有责任为中国的临床医生提供一个系统展示临床研究成果的舞台。为此，我们策划出版了这套高端医学专著——《中国医学

中国医学临床百家

临床百家》丛书。

"百家"既指临床各学科的权威专家，也取百家争鸣之义。

丛书中每一本书阐述一种疾病的最新研究成果及专家观点，按年度持续出版，强调医学知识的权威性和时效性，以期细致、连续、全面展示我国临床医学的发展历程。与其他医学专著相比，本丛书具有出版周期短、持续性强、主题突出、内容精练、阅读体验佳等特点。在图书出版的同时，同步通过万方数据库等互联网平台进入全国的医院，让各级临床医师和医学科研人员通过数据库检索到专家观点，并能迅速在临床实践中得以应用。

在与作者沟通过程中，他们对丛书出版的高度认可给了我们坚定的信心。北京协和医院邱贵兴院士说"这个项目是出版界的创新……项目持续开展下去，对促进中国临床学科的发展能起到很大作用"。中国工程院院士孙颖浩表示"我鼓励我国的泌尿外科医生把自己的创新成果和宝贵的经验传播给国内同行，我期待本丛书的出版"；北京大学第一医院霍勇教授认为"百家丛书很有意义"。我们感谢这么多临床专家积极参与本丛书的写作，他们在深夜里的奋笔，感动着我们，鼓舞着我们，这是对本丛书的巨大支持，也是对我们出版工作的肯定，我们由衷地感谢作者的支持与付出！

在传统媒体与新兴媒体相融合的今天，打造好这套在互联网时代出版与传播的高端医学专著，为临床科研成果的快速转化服务，为中国临床医学的创新及临床医师诊疗水平的提升服务，我们一直在努力！

科学技术文献出版社

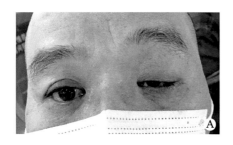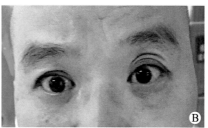

A. 冰敷试验前，双眼上睑下垂，右眼睑裂高度 8 mm，左眼睑裂高度 4 mm；B. 冰敷试验后，双眼上睑下垂明显改善，双眼睑裂高度 11 mm。

彩插 1　冰敷试验（见正文 P012）

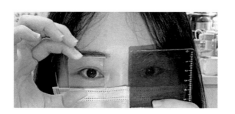

彩插 2　三棱镜 + 红玻璃片试验（见正文 P016）

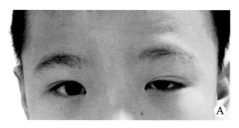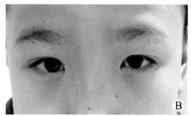

A. 新斯的明试验前，左眼中度上睑下垂；B. 新斯的明试验后，左眼上睑下垂明显改善。

彩插 3　新斯的明试验（见正文 P066）

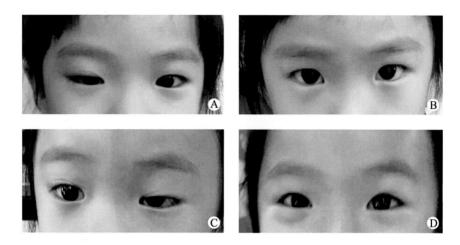

A. 初发治疗前右眼中度上睑下垂；B. 初发治疗后右眼上睑下垂症状缓解；C. 停药后出现左眼轻度上睑下垂；D. 复发治疗后，左眼上睑下垂症状缓解。

彩插4　眼科检查（见正文 P067）

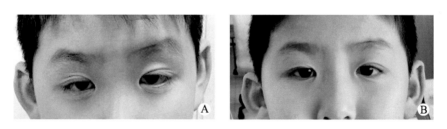

A. 新斯的明试验前：双眼轻度上睑下垂；B. 新斯的明试验后：双眼上睑下垂明显改善。

彩插5　新斯的明试验（见正文 P068）

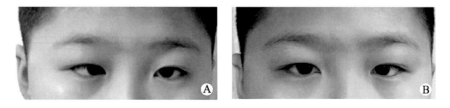

A. 新斯的明试验前，右眼内斜视约20°；B. 新斯的明试验后，右眼内斜视明显好转。

彩插6　新斯的明试验（见正文 P068）

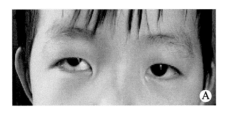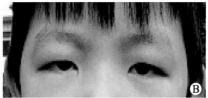

A. 治疗前，右眼外上斜视约35°；B. 治疗半年后，双眼眼位正。

彩插7　患儿治疗前后对比（见正文 P069）

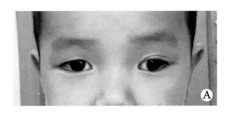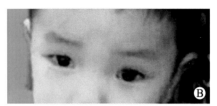

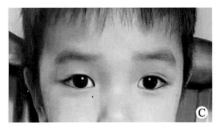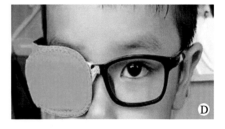

A. 新斯的明试验前，左眼外下斜视约 35°；B. 新斯的明试验后，左眼外下斜视明显好转；C. 治疗 2 年后，左眼外下斜视明显好转；D. 右眼遮盖治疗。

彩插8　患儿治疗前后（见正文 P070）

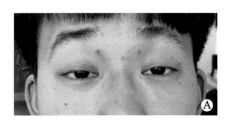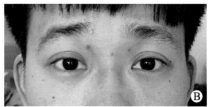

A. 新斯的明试验前，双眼中度上睑下垂，遮盖瞳孔一半；B. 新斯的明试验后，双眼上睑下垂明显好转。

彩插9　新斯的明试验前后对比（见正文 P071）

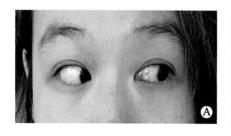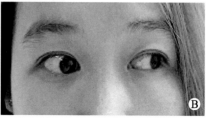

A. 早晨，右眼内转无明显受限；B. 下午，右眼内转受限 –1。

彩插 10　患者眼科检查（见正文 P072）

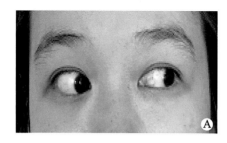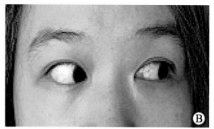

A. 新斯的明试验前右眼内转受限 –1，有复视；B. 新斯的明试验后右眼内转无受限，复视消失。

彩插 11　新斯的明试验前后对比（见正文 P072）

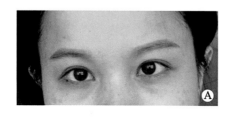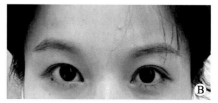

A. 治疗前，左眼内斜视约 20°；B. 治疗后，左眼内斜视明显好转。

彩插 12　患者治疗前后对比（见正文 P073）

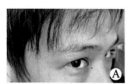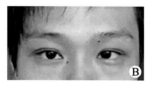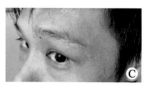

A. 显示右眼外转受限 –1；B. 显示左眼内斜视约 20°；C. 显示左眼外转受限 –1。

彩插 13　患者眼部检查（见正文 P074）

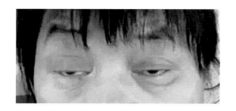

彩插 14　双眼重度上睑下垂，双眼眼球运动完全受限，双眼完全固定不动
（见正文 P074）

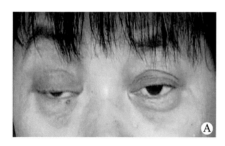

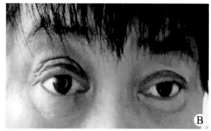

A. 新斯的明试验前，双眼上睑下垂；B. 新斯的明试验后，双眼上睑下垂明显改善。

彩插 15　新斯的明试验（见正文 P075）

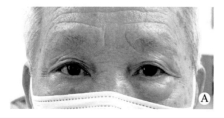

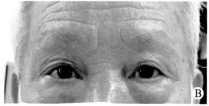

A. 新斯的明试验前，左眼轻度上睑下垂，垂直复视，斜视度 R/L6△；B. 新斯的明试验后，左眼上睑下垂明显好转，复视消失。

彩插 16　新斯的明试验前后对比（见正文 P076）

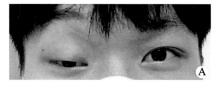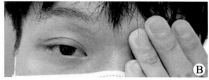

A. 患者右眼上睑下垂遮盖瞳孔一半伴有下斜视15°，左眼无明显上睑下垂；B. 患者左眼遮盖时，右眼上睑下垂减轻。

彩插 17　门诊眼科检查（见正文 P078）

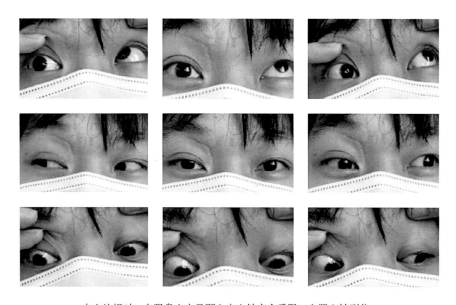

向上注视时，右眼鼻上方及颞上方上转完全受限，左眼上转到位。

彩插 18　患者的九个方位眼位（见正文 P078）

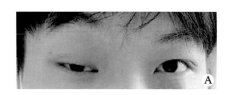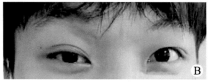

A. 试验前：右眼下斜视伴上睑下垂明显；B. 试验后：右眼下斜视及上睑下垂好转明显。

彩插 19　新斯的明试验（见正文 P079）

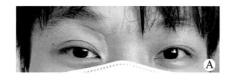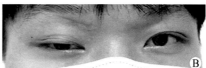

A. 疲劳前（早晨）：右眼上睑下垂不明显；B. 疲劳后（下午）：右眼上睑下垂较早晨明显。

彩插 20　疲劳试验（见正文 P079）

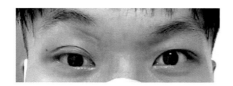

彩插 21　治疗 1 周后，右眼上睑下垂明显好转（见正文 P079）

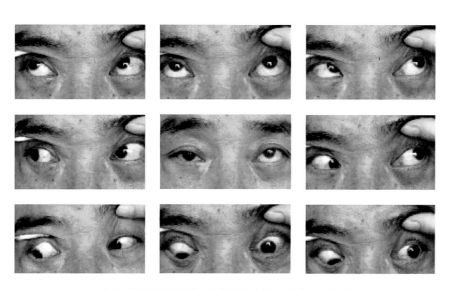

第一眼位双眼上睑下垂，左眼上斜约 35°；左眼下转受限。

彩插 22　新斯的明试验前的 9 个方位眼位（见正文 P082）

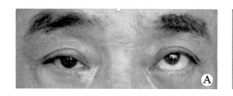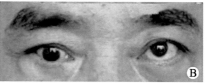

A. 试验前：双侧上睑下垂，左眼上斜约35°；B. 试验后：双眼上睑下垂及左眼上斜视较前明显改善。

彩插23　新斯的明试验（见正文 P084）

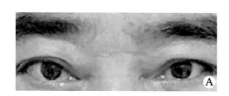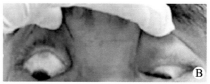

A. 双眼眼位正；B. 左眼下转正常。

彩插24　治疗4个月正前方及下方注视眼位（见正文 P084）